DE L'INVERSION

DU TESTICULE

DE L'INVERSION

DU

TESTICULE

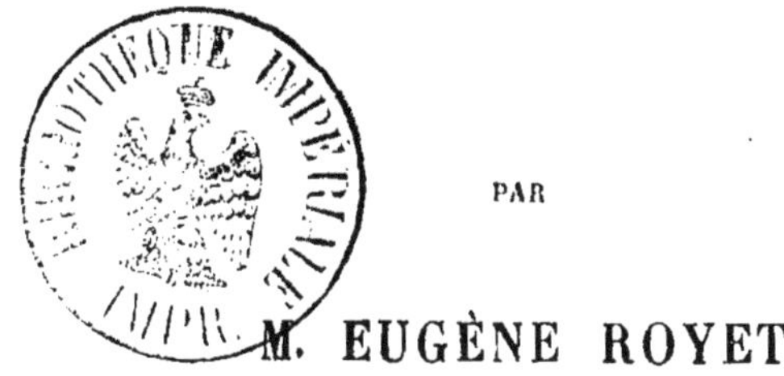

PAR

M. EUGÈNE ROYET

INTERNE DES HOPITAUX.

PARIS

MÉQUIGNON-MARVIS, LIBRAIRE-ÉDITEUR

4, BOULEVARD SAINT-GERMAIN, 4.

1859

C'est avec un grand bonheur que je rends ici hommage à la bienveillance de mon excellent maître, M. Cullerier. Grâce à ses solides conseils et à son tout amical enseignement, peut-être ai-je pu mener à bien ce petit travail, dont lui seul m'a donné l'idée.

Sous sa paternelle direction, j'ai recueilli des observations nombreuses et variées.

Pour le moment, je ne mettrai à profit que celles qui ont rapport aux glandes séminales. Le titre que je donne à ce mémoire fait d'ailleurs voir suffisamment que, parmi celles-ci, je fais un choix, et que je m'occuperai seulement d'une partie assez restreinte de la pathologie des testicules, c'est-à-dire des positions anormales de ces glandes dans le scrotum.

Voici comment j'ai été amené à faire ce travail.

M. Cullerier m'avait montré plusieurs orchites, avec cette particularité que l'épididyme était en avant, contrairement à ce que l'on voit d'habitude. Il pensait que le fait était pathologique, et il en donnait l'explication suivante :

« Sous l'influence de l'inflammation de la vaginale, rien « ne répugne à admettre que quelques fibres du crémas- « ter ne se paralysent ; nous voyons, tous les jours, l'intestin « perdre sa propriété contractile, pendant le cours d'une « péritonite, et les deux phénomènes sont bien compara- « bles. Les fibres du crémaster non paralysées agissent alors « sur le testicule qui pivote autour de son cordon, et l'épi- « didyme passe en avant. »

Je résolus d'éclaircir cette question, et je me mis à examiner très-consciencieusement tous les malades qui entrèrent dans notre service. C'est assez dire le nombre de scrotums que j'ai explorés ; et c'est le résultat de ces examens que je vais consigner ici, heureux si je puis démontrer qu'il n'y a pas là seulement une simple curiosité anatomique !

Mais, avant de décrire les anomalies, il me paraît d'une grande importance de bien étudier, de bien connaître ce qui est normal. Loin de moi la pensée de refaire l'anatomie descriptive des organes génitaux, que l'on trouve dans tous les ouvrages classiques. J'insisterai néanmoins sur un point qui n'a pas été pris assez en considération, et qui est, je crois, d'une véritable utilité pratique, je veux parler de l'anatomie des formes extérieures et de l'anatomie du toucher, si je puis m'exprimer ainsi.

J'ai fait quelques recherches afin de voir ce que disent les auteurs à ce sujet. Tous ceux que j'ai pu consulter sont à peu près également muets.

Pour les formes, je me suis adressé aux Anatomies des peintres, dans lesquelles je comptais trouver quelques détails ; j'ai été complétement trompé.

Je n'ai rien trouvé dans Albert Durer (Arnheim, 1613); il ne donne que des mesures, laissant tout à fait de côté les formes extérieures.

Gérard Audran (1683) est aussi silencieux.

Il faut arriver à l'*Anatomie des formes extérieures* de Gerdy (1829) pour trouver quelques mots; mais il passe très-rapidement, la *décence* l'empêchant de s'appesantir longtemps sur les organes génitaux.

M. Fau (*Anat. des formes extér. du corps humain*, 1845), a probablement trouvé M. Gerdy encore trop osé, puisque, lui, n'en fait même pas mention.

« La science est toujours pure, a dit quelqu'un, même quand elle est nue. » Je m'étonne donc singulièrement que les deux auteurs que je viens de citer, deux médecins surtout, aient pu s'arrêter devant des scrupules de cette nature et subir de semblables préjugés.

Pour moi, je ne m'en estimerai pas moins honorable si je m'étends un peu plus longuement qu'eux sur l'étude du scrotum.

Voilà donc ce que nous donnent les Anatomies des peintres. On a lieu d'être surpris que des auteurs qui font un ouvrage à l'usage des artistes répugnent à décrire des organes que ceux-ci ne se font pas faute de nous montrer.

Si nous passons en revue les ouvrages de médecine opératoire et les anatomies chirurgicales où la description des formes extérieures et l'anatomie du toucher surtout devraient plus particulièrement trouver place, nous constatons avec surprise la même pénurie de détails. Tous se bornent à peu près à dire que le scrotum représente une espèce de bourse adhérente au pubis, se renflant inférieurement et séparée en deux par un raphé. Ils ne vont pas plus loin, et, quant à l'anatomie du toucher, ils n'en parlent presque pas. A quoi bon d'autres détails? dira-t-on. La thérapeutique y gagne-t-elle? Ne dût-elle rien y gagner, on ne doit jamais se dispenser, il me semble, d'une description exacte, quand cela est possible. Et, du reste, dans la question qui nous occupe, la chose n'est pas absolument oiseuse.

Ce travail se divisera donc en deux parties :

1° Une première partie, dans laquelle je décrirai l'anatomie des formes extérieures et l'anatomie du toucher d'un scrotum normal. Je laisserai complétement de côté le pénis, dont la description ne m'est aucunement nécessaire pour ce que je veux démontrer.

2° La deuxième partie comprendra les différentes positions anormales du testicule dans les bourses, et la description des modifications des formes qui en résultent. Je m'efforcerai, dans ce chapitre, d'en faire ressortir quelques considérations pratiques.

PREMIÈRE PARTIE

BOURSES ET TESTICULES NORMAUX

§ I.

Anatomie des formes extérieures.

Lorsqu'on examine de face les parties génitales d'un homme bien conformé, en ayant la précaution de le faire tenir debout pour éviter toute torsion, et en l'engageant à ne faire aucun effort, afin que le scrotum pende bien naturellement, on voit que, de chaque côté de la verge, descend un repli cutané qui, mince et étroit supérieurement, s'élargit et s'arrondit en bas (*Fig.* I, A, A). Tous deux se réunissent sur la ligne médiane, au moyen d'une sorte de couture qui constitue le raphé. Cette espèce de sac, ce sont les bourses, dans l'intérieur desquelles sont logées les glandes séminales.

Le scrotum, de couleur beaucoup plus foncée que les autres parties du corps, est quelquefois presque noir. Le raphé qui le sépare en deux est généralement simple à son niveau ; c'est supérieurement et surtout sous la verge qu'il présente quelques anomalies, telles que déviations à droite ou à gauche, ou bifurcations et même trifurcations. Ces variétés n'ont pas grand intérêt ; il est cependant bon de les connaître, et même de s'assurer de leur existence avant de pratiquer la circoncision. En effet, dans cette opération, on se sert généralement, pour la réunion, des serres-fines de Vidal, et, pour poser la première, on se guide sur le raphé, que l'on met en rapport avec la partie correspondant au méat. Mais, s'il y a déviation du raphé, on conçoit que l'on tordra les téguments, ce qui n'aura pas un grand inconvénient sans doute, mais ce qui causera toujours quelque chose d'assez disgracieux. Dans ce cas, avant de couper le prépuce, on devra donc, non pas se guider sur le raphé, mais marquer à l'encre la partie des téguments qui devra répondre au frein.

La forme des bourses est généralement celle d'un cœur de cartes à jouer, à sommet tronqué, et reposant sur le pubis. Sa base, échancrée au milieu, descend ordinairement un peu plus à gauche qu'à droite. Quelquefois cependant les côtés sont au même niveau ou même c'est le droit qui dépasse le gauche. Cette base est grosse et arrondie; le raphé passe au-dessous d'elle comme une anse, et c'est même à lui qu'est due la forme bilobée.

D'une manière générale, les bourses peuvent être divisées en deux parties, une supérieure et une inférieure, qui diffèrent notablement l'une de l'autre. La supérieure est moins large antéro-postérieurement; elle est sillonnée de plis et d'enfoncements verticaux; on dirait presque qu'il y a trop d'étoffe pour les organes qu'elle contient (le canal déférent et les vaisseaux du cordon) (*Fig.* I, 1°).

L'inférieure, au contraire, est arrondie, sans plis verticaux proprement dits; il n'y a que de petits plis accessoires et curvilignes, sur lesquels je reviendrai. — La peau, là, paraît donc plus tendue, c'est qu'en effet elle renferme un organe lisse et assez volumineux (*Fig.* I, 2°).

De ce que la partie supérieure a un excès de téguments qui seul était nécessaire à l'inférieure, ne pourrait-on pas *à priori* inférer que le testicule n'a pas toujours été dans le scrotum? — En effet, pour le passage du testicule, il fallait que la première partie du scrotum offrît une certaine largeur; une fois descendu, elle devient trop grande pour le cordon qui lui fait suite, et alors les téguments se plissent. — Si le testicule, au contraire, s'était développé tel qu'on le voit chez l'adulte, c'est-à-dire au fond du scrotum, la partie qui correspond au cordon serait moins lâche, plus exactement appliquée sur lui; il y aurait là un vrai pédicule; la peau se comporterait comme l'amnios par rapport aux vaisseaux ombilicaux et au placenta, c'est-à-dire qu'elle serait exactement moulée sur le testicule et le cordon spermatique.

Cette division des bourses est également vraie, si on les examine de côté ou en arrière. Nous verrons cependant un peu plus loin qu'il y a des exceptions.

Ces généralités posées, entrons maintenant dans les détails.

Face antérieure. — Sur la face antérieure du scrotum, on voit des plis et des enfoncements : les plis sont généralement au nombre de trois, et les enfoncements au nombre de deux.

Des trois plis (*Fig.* I), deux sont latéraux (A, A) et un médian (B); les deux premiers prennent naissance à la racine de la verge, qu'ils dépassent quelquefois en haut de manière à se réunir sur la face dorsale et à envelopper ainsi la base du pénis dans une anse véritable (*Fig.* X).

De là, ces deux replis descendent presque verticalement en bas, passent au-devant de la première partie du scrotum (qui renferme le cordon), qu'ils limitent même en avant, et viennent se terminer en mourant sur le renflement qui correspond à l'extrémité supérieure du testicule, qu'ils ne dépassent pas.

Ces replis, dont nous verrons tout à l'heure la direction, sont quelquefois divisés en deux par un sillon vertical, ordinairement peu profond, et qui ne modifie pas beaucoup l'aspect général.

Si on soulève la verge, la disposition précédente s'exagère; on voit alors trois crêtes saillantes formées par autant de replis cutanés qui partent tous de la racine de la verge. Les deux latéraux sont ceux dont je viens de parler, mais ils sont devenus plus tranchants. Le médian correspond au raphé; il descend un peu plus bas que les deux autres, en passant entre les deux saillies testiculaires, mais il est rare de le voir atteindre la base du scrotum (*Fig.* I, B).

Ces trois crêtes ou replis sont plus saillants à leur origine et vers leur tiers supérieur qu'en bas où ils s'affaiblissent graduellement, pour se perdre ensuite complétement. Ils limitent deux espèces de gouttières verticales (*Fig.* I, CC) placées de chaque côté de la ligne médiane, plus profondes en haut, près de la racine de la verge, qu'en bas, et qui se terminent au niveau de l'extrémité supérieure du testicule, dont la saillie vient les interrompre. Ces gouttières sont quelquefois assez profondes pour recevoir toute la phalangette de l'indicateur ; en général, il n'y a que les deux tiers ou même la moitié de cette phalange qui peuvent y pénétrer. Quelquefois aussi, elles sont à peine indiquées et comme planes.

Les plis cutanés qui les limitent varient nécessairement en saillie proportionnellement avec leur profondeur.

Tout ce que je viens de décrire appartient exclusivement à la première partie du scrotum. Quand on laisse la verge pendre de manière à cacher le raphé, cette partie du scrotum paraît tranchante en avant, de chaque côté du pénis, et comme aplatie d'un côté à l'autre. C'est justement, ainsi que nous le verrons, ce repli que l'on prend entre le pouce et l'index, quand on veut explorer le cordon.

La deuxième partie du scrotum (*Fig.* I, 2°) est presque lisse ; on voit en haut une saillie correspondant à une des extrémités du testicule, puis son plan s'incline en arrière, de sorte que, même de face, on apprécie très-bien à travers les téguments la direction du testicule. Ce plan regarde un peu en dedans et en avant, comme la glande qui est au-dessous.

Indépendamment des plis et enfoncements que j'ai décrits sur la face antérieure du scrotum, on en voit d'autres beaucoup plus petits, et très-accessoires. Ils partent tous du raphé et se dirigent de haut en bas et de dedans en dehors, en formant des courbes à concavité tournée en haut et en dehors. Ils sont très-réguliers, concentriques et ne se rencontrent guère que sur la deuxième partie du scrotum. Ils ne sont pas toujours très-visibles et n'offrent du reste aucun intérêt (*Fig.* I, D).

Profil. — Si maintenant on examine le scrotum de profil, on retrouve encore là les deux divisions correspondantes de la face antérieure. La supérieure, plus étroite, plus longue, car elle équivaut en général à plus d'une hauteur de testicule, forme comme un pédicule à l'inférieure. Comme en avant, elle correspond au cordon et est sillonnée de plis et d'enfoncements verticaux, plis et enfoncements qui sont plus nombreux et plus accentués en se rapprochant du bord antérieur (*Fig*. III, 1°).

L'inférieure, arrondie, reçoit la terminaison des replis curvilignes qui, partis du raphé, viennent mourir sur elle ; elle laisse voir, à travers les téguments, la direction de la glande qui est oblique de bas en haut, et d'arrière en avant. Ce fait est important à noter pour le diagnostic des anomalies testiculaires.

Vu de profil, le scrotum est limité en avant par un bord qui offre, la plupart du temps, la disposition suivante : dans la partie qui correspond au cordon, c'est-à-dire la première partie du scrotum, il forme une courbe à concavité antérieure qui vient se terminer à l'extrémité supérieure du testicule, et c'est même là qu'elle est le plus prononcée, grâce à la saillie testiculaire qui la fait ressortir ; si bien qu'en faisant passer un plan vertical suivant ce bord, il coupera en bas l'extrémité supérieure du testicule. La figure III, A, indique bien cette disposition.

Je montrerai plus loin que la direction de ce bord n'est pas toujours la même, et qu'elle peut mettre sur la voie de changements dans la position du testicule.

De l'extrémité supérieure du testicule, le bord antérieur change de direction pour décrire une courbe à convexité assez prononcée, regardant en avant ; il suit exactement le bord correspondant de la glande séminale (*Fig*. III, B).

Le bord postérieur de la face latérale des bourses diffère notablement de l'antérieur. Au lieu d'être alternativement concave et convexe, il est presque tout d'une venue, vertical ou très-légèrement concave en arrière, et descend jusqu'en bas sans interruption de saillie, de sorte qu'il paraît plus long que l'antérieur (*Fig*. III, C).

Face postérieure. — La face postérieure du scrotum nous intéresse moins. Elle ne peut guère se voir qu'en faisant prendre au sujet l'attitude d'un quadrupède, c'est-à-dire en le faisant reposer sur les genoux et les mains. On peut encore y retrouver la même division que j'ai décrite de profil et en avant ; mais c'est surtout verticalement que cette face est partagée. Du périnée, sur lequel il est implanté comme le vomer sur le sphénoïde, c'est-à-dire par une base large, on voit descendre un repli de la peau très-tranchant, et beaucoup plus saillant que ceux de la face antérieure, surtout près de son origine (*Fig.* II, A) ; il se prolonge jusqu'en bas entre les éminences testiculaires qui sont moins sensibles qu'en avant. Quelquefois, au lieu de se terminer simplement, il se bifurque à la hauteur des glandes séminales, ou quelquefois beaucoup plus haut, et leur envoie à chacune un repli curviligne, à concavité tournée en haut et en dehors, comme je l'ai figuré (*Fig.* II, B). De chaque côté de cette crête sont deux surfaces obliques en avant et en dehors ; elles sont généralement planes ou un peu concaves au milieu. On apprécie très-bien sur ces surfaces la direction des testicules.

Ce raphé postérieur et si proéminent est constant et fixe. Les replis de la face antérieure, au contraire, sont très-mobiles. On peut avec les doigts les déplacer, les effacer même, ou de deux en faire un seul ; ainsi, en pinçant la peau de la face inférieure de la verge, on peut réunir en un seul le repli du raphé et celui d'un des côtés ; mais quand on laisse les parties pendre librement, ils reprennent bientôt leur place primitive et l'on retrouve l'aspect précédemment décrit.

Quand on fait faire des efforts aux malades, qu'on les fait tousser, par exemple, on voit généralement les deux éminences testiculaires remonter et effacer plus ou moins les plis de la partie supérieure des bourses. Dans ce mouvement d'ascension, l'extrémité antérieure du testicule se tourne un peu en dehors et bascule un peu en bas, de manière que le grand axe de la glande tend à se rapprocher de l'horizontale. D'autres fois, le testicule remonte directement, sans bascule, et tel qu'il était dans le fond du scrotum. Ces variétés tiennent nécessairement au crémaster, dont les anses agissent différemment suivant qu'elles descendent plus ou moins bas. Du reste, ces ascensions de la glande séminale sous l'influence de la toux varient singulièrement ; M. Malgaigne les a très-bien décrites dans le deuxième volume de son

Anatomie chirurgicale : tantôt le testicule remonte jusqu'à l'anneau, tantôt de un ou deux centimètres seulement, et souvent même j'ai constaté qu'il ne se relevait pas du tout. En général, les deux testicules s'élèvent simultanément et à la même hauteur.

Une remarque que j'ai faite, c'est que tantôt la glande remonte avec le scrotum, c'est le cas le plus commun, tantôt celui-ci reste en bas et ne participe nullement au mouvement d'ascension.

Dans tous ces mouvements, l'épididyme conserve ses rapports normaux.

M. Cruveilhier dit (*Anat. normale*, tome III) :

« Ce mouvement de projection en dehors du testicule, qui est « commun à tous les sujets, s'explique très-bien par l'insertion « du faisceau principal du crémaster en dehors du canal in- « guinal. »

Les contractions du crémaster sont quelquefois sous l'influence de la volonté. Marschall, cité par M. Lecomte dans sa thèse inaugurale (1851), [*Des ectopies congéniales des testicules*, et *Des maladies des organes engagés dans l'aîne*], dit :

« Quelques individus ont la faculté de contracter et de relâcher « volontairement le muscle crémaster ; il en est qui peuvent éle- « ver le testicule d'un côté mais non de l'autre, et j'ai vu un pe- « tit nombre de sujets qui ne pouvaient pas ensuite le faire re- « tourner dans le scrotum. »

Au moyen de l'électricité, on peut obtenir la contraction du crémaster. M. Godard a essayé, avec M. Clément Bonnefin, l'action de l'électricité sur le dartos et le crémaster.

Voici ce qu'il dit à propos du crémaster :

« Ayant appliqué assez fortement les deux pôles garnis d'épon- « ges, l'un sur la partie inférieure du scrotum, l'autre sur le pli « inguinal, au moment de l'établissement du courant... le cré- « master est aussitôt entré en contraction, et le testicule est re- « monté en entraînant avec lui la portion du scrotum à laquelle « s'insère le faisceau moyen du gubernaculum. Dans ce point, il « se produisait chaque fois une dépression parfaitement mar- « quée. »

Ici, je ferai une objection : c'est que, en faisant faire des efforts aux malades, je n'ai pas constaté cette dépression, et que j'ai, d'un autre côté, vu assez souvent le scrotum ne pas suivre l'ascension du testicule, disposition, du reste, heureusement rendue dans le *Gladiateur*, dit le *Héros combattant*.

J'ai fait aussi quelques expériences avec l'électricité, elles ne m'ont donné aucun résultat bien satisfaisant.

Variétés. — La description qui précède se rapporte au scrotum d'un adulte bien conformé, dont les bourses ne sont ni trop pendantes, ni trop rétractées, et chez lequel n'existe aucune trace de varices. C'est la disposition la plus commune ; mais il y a aussi des variétés suivant les âges, les tempéraments ou les maladies. Chez les enfants vigoureux et qui n'ont pas de mauvaise habitude, généralement le scrotum est rétracté, de sorte qu'à la vue il n'y a plus de distinction appréciable entre le cordon et le testicule ; il a l'aspect d'une bourse hémisphérique, adhérente par sa base au pubis, et l'échancrure médiane ne paraît plus, ou très-peu. Les plis et les enfoncements décrits plus haut ont complétement disparu, et on ne peut, à travers les téguments, discerner la position du testicule.

Cette même disposition se rencontre quelquefois chez l'adulte, mais beaucoup plus rarement.

Chez les vieillards, au contraire, ou chez les individus débilités et à chairs molles, les bourses sont très pendantes, la longueur du cordon augmente considérablement ; elle mesure jusqu'à deux et trois fois celle du testicule. Ordinairement cette exagération de longueur ne modifie pas les plis et enfoncements de la face antérieure.

Le froid et le chaud, comme on le sait, ont une grande action sur la rétraction et le relâchement des bourses, et par conséquent sur leur forme extérieure.

Mais, indépendamment de ces causes, on trouve dans les plis et enfoncements d'autres variétés.

Ainsi, chez l'individu le mieux conformé, la crête médiane, c'est-à-dire celle qui répond au raphé, manque quelquefois, de sorte qu'il n'y a qu'une gouttière limitée par les deux replis latéraux qui persistent; d'autres fois, c'est le contraire, le raphé seul fait saillie et les replis latéraux font complétement défaut. Dans ce cas aussi, il est bien rare de voir les gouttières un peu prononcées.

Je ne parle pas des nombreuses affections des bourses, telles que varicocèle et tumeurs de différente nature, dont l'existence change totalement leur disposition.

Telle est la conformation extérieure des bourses. Voyons maintenant ce que nous apprend le toucher.

Il y a une disposition des bourses assez curieuse, et qui tient encore sans doute à l'action du crémaster, car on ne l'observe qu'en faisant tousser le malade. On voit, en effet, sous l'influence d'un effort, les extrémités inférieures des deux testicules se soulever et s'écarter en dehors, de manière à devenir horizontales et à former un angle très-obtus, ouvert en bas. Le scrotum ne suit pas le testicule dans son mouvement, et il reste flasque et pendant entre les extrémités divergentes des glandes séminales, comme on le voit très-bien dans la figure VIII.

Je n'ai pas voulu quitter ce sujet sans signaler cette disposition, qui se présente rarement.

§ II.

Anatomie du toucher.

Cette partie de mon sujet intéresse surtout l'opérateur. Il n'est pas de chirurgien qui n'ait cherché à se rendre compte par le toucher des différents éléments que renferment les bourses; ils sont journellement appelés à le faire, ils connaissent même parfaitement ce genre d'exploration. Ce qui m'étonne, c'est qu'ils n'en parlent que d'une manière très-succincte dans leurs ouvrages.

M. Richet, à propos des résultats que donne le toucher appliqué au cordon, dit seulement (*Anat. chirurg.*, p. 662) : « Il (le « canal déférent) est très-régulièrement cylindrique et ses parois « épaisses lui donnent une dureté qui permet de le reconnaître « et de le séparer facilement des autres éléments du cordon, « même lorsqu'on explore à travers les téguments.... »

MM. Velpeau et Malgaigne, dans leur *Anatomie chirurgicale*, s'étendent davantage, mais ils décrivent les parties, le scalpel à la main, tandis que nous voulons ne nous occuper que des renseignements fournis par le toucher. Il est très-important, en effet, de voir si on peut deviner, à travers les téguments, les différentes parties constituantes du scrotum.

Voyons donc ce que nous donne ce genre d'exploration.

Un premier fait à constater, c'est que la peau du scrotum est assez peu sensible ; on peut la froisser, même fortement, sans faire naître de vives douleurs.

Les deux seules choses véritablement importantes à explorer dans les bourses sont le cordon et la glande séminale.

Parlons d'abord du cordon.

Si l'on prend, entre le pouce et l'index, l'un des replis latéraux que j'ai signalés au-devant de lui, on sent que, dans une étendue antéropostérieure de deux à trois centimètres en général, variable du reste avec leur saillie, il n'est formé que par un double feuillet cutané, au milieu duquel il n'y a que du tissu cellulaire. C'est lui qu'on coupe en opérant le varicocèle par l'écraseur ou la pince de Breschet, et il rend compte de la perte considérable de téguments que l'on est obligé de faire pour atteindre les veines par ces procédés.

En avançant davantage, c'est-à-dire jusqu'au fond des gouttières, les doigts sentent bientôt quelque chose s'interposer entre ces deux feuillets : c'est un cordon vertical, irrégulièrement consistant, dur en des points, plus dépressible en d'autres, comme mollasse, et formé de parties hétérogènes. Quelquefois ces parties sont si bien réunies entre elles qu'elles forment un faisceau assez régulièrement arrondi ; plus généralement elles sont séparées, et quand on le presse un peu, tout en attirant légèrement les doigts en avant, on sent les différents éléments qui le composent fuir successivement sous les doigts, de sorte qu'on pourrait presque les compter. Très-souvent j'ai constaté qu'une des parties postérieures de ce faisceau donnait la sensation d'un battement artériel; nous verrons que l'anatomie descriptive nous en rend parfaitement compte.

Ce cordon hétérogène remonte en haut dans le canal inguinal. Il m'a été impossible d'apprécier par le toucher seul si, en bas, il pénétrait par la face interne ou par la face externe du testicule.

En plongeant les doigts plus profondément, on reconnaîtra immédiatement derrière lui, ou quelquefois à une certaine distance très-appréciable, un autre cordon, mais moins gros que le précédent. Il est régulier, arrondi, dur, résistant, d'un volume et d'une consistance semblables dans toute son étendue, en un mot complétement homogène, et glissant très-facilement sous le doigt. On sent quelquefois très-nettement qu'il est enveloppé par une atmosphère celluleuse propre et qu'il a quelques grêles vaisseaux intimement unis à lui. Cette sensation ne se perçoit qu'en comprimant fortement le canal, comme si l'on voulait le faire sortir de sa gaîne; on peut alors jusqu'à un certain point pincer celle-ci. Je n'ai jamais senti de battements artériels immédiatement sur lui.

Ce cordon dur, que nous savons être le canal déférent, remonte comme le précédent dans le canal inguinal et se perd en bas, derrière le testicule, sur la queue de l'épididyme. Il varie beaucoup de volume, même sans influence pathologique. Ordinairement assez distinct, il est cependant quelquefois assez petit pour qu'on éprouve une grande difficulté à le distinguer des vaisseaux sanguins, dont quelques-uns, dans plusieurs cas que j'ai vus, avaient sa grosseur et sa consistance. Dernièrement même, nous avons eu à l'hôpital un malade chez lequel on sentait deux cordons de même volume et de même dureté. On comprend combien il faut agir avec prudence, si on a un varicocèle à opérer dans de semblables circonstances. Le meilleur moyen de trancher la question, c'est de le suivre en bas et de chercher s'il se continue avec l'épididyme. C'est ce qui nous a porté à croire, chez le malade dont je parlais tout à l'heure, que c'était le plus postérieur des deux cordons que nous sentions qui était le canal déférent, car, pour l'antérieur, on ne pouvait pas savoir où il se terminait en bas. Mais il n'est pas toujours très-facile d'apprécier si ce cordon se continue avec l'épididyme, car, lorsque le canal déférent est très-petit, l'épididyme est lui-même très-difficile à sentir. Pour plus de prudence, on devra donc, dans l'opération du varicocèle, mettre ces deux cordons à part.

C'est surtout alors qu'il faut tenir compte de la recommandation de M. Melchior Robert (1), c'est-à-dire qu'avant de commencer une opération sur les veines, il faut faire l'examen sur les deux testicules en même temps et des deux mains, car il peut arriver que les deux canaux déférents soient très-rapprochés de la ligne médiane et soient saisis à la fois et par la même main; « et si, après avoir isolé, dit-il, celui qu'on croit appartenir au « testicule gauche, et qui, en réalité, appartient au droit, on croit « ne plus tenir que le paquet variqueux gauche, on passe les liga- « tures avec une fausse sécurité, et on lie le canal déférent gau- « che avec les veines. »

Quelques auteurs ont signalé, comme moyen de reconnaître le canal déférent, la plus grande douleur que celui-ci fait sentir à la pression. J'ai constamment rencontré le contraire, c'est-à-dire qu'en pressant le paquet veineux, les malades éprouvaient une douleur plus vive qu'en pinçant le canal déférent.

M Landouzy (2) prétend que la pression du canal déférent est analogue à celle du testicule.

« Le meilleur moyen, dit-il (p. 100), de s'assurer qu'on tient « le canal déférent, c'est de le presser entre les doigts, et le ma- « lade doit éprouver alors une douleur particulière qui corres- « pond au testicule et à l'aîne, et qui ne peut guère tromper ni « le malade ni l'opérateur. »

M. Velpeau dit quelque chose d'analogue, à la page 225 du tome II de son *Anatomie chirurgicale :* « Quoiqu'il (le canal dé- « férent) ne reçoive pas de nerfs du système cérébro-spinal, on « ne peut cependant le comprendre dans une ligature sans dan-

(1) *Mémoire sur l'opération du Varicocèle*, par le procédé de M. Ricord. *Revue médic. chirurg.*, 1847, t. II, p. 144.

(2) *Journal des connaiss. méd. chirurg.*, 1838.

« ger et sans produire des douleurs extrêmement vives, d'un « caractère *particulier*, et qui tendent à déterminer promptement la syncope. »

Je ne sais pas si, en serrant très fortement avec une ligature le canal déférent, on ne provoquerait pas une douleur spéciale qui indiquerait que c'est bien le canal déférent que l'on a saisi ; mais je crois qu'avec les doigts la chose est impossible. Non-seulement on ne détermine pas de douleur particulière, mais j'ai déjà dit que la pression du canal déférent était moins douloureuse que celle du paquet veineux qui est au-devant de lui.

Un caractère sur lequel insiste M. Cullerier c'est qu'en comprimant le canal déférent, on sent, au moment où il fuit, une espèce de vibration qui se prolonge en haut et en bas. Aucun vaisseau sanguin ne donne cette sensation.

Revenons à l'exploration du cordon spermatique.

Presque toujours on trouve, en arrière du canal déférent, quelques petits filets durs, glissant facilement sous les doigts, et qui paraissent être ou des vaisseaux sanguins très ténus, ou des vaisseaux lymphatiques, ou même des filets nerveux. Ils sont du reste d'une importance médiocre dans les opérations que l'on a à faire sur le cordon.

En résumé, on sent par le toucher, d'avant en arrière :

1° Un simple repli de la peau ;

2° Un gros faisceau mollasse, hétérogène, à la partie postérieure duquel se font sentir généralement des battements artériels ;

3° Un cordon simple, dur et moins gros que le précédent.

L'anatomie descriptive nous apprend que le premier faisceau est essentiellement formé de veines, de lymphatiques, de quelques filets nerveux, et d'un peu de tissu cellulaire. C'est en arrière de ces veines, dont quelques-unes sont quelquefois plus postérieures, que se trouve l'artère spermatique, qui « occupe à peu près, dit M. Malgaigne, le centre du cordon. »

Le cordon dur qui est en arrière est le canal déférent. « Il est,

« dit Astley-Cooper (p. 416) (1), situé à la partie postérieure du « cordon et séparé de l'artère et de la veine spermatiques par un « intervalle d'une certaine étendue, » 6 à 12 millimètres, suivant M. Malgaigne. Nous avons vu qu'on appréciait très-bien cette distance par le toucher.

Le canal déférent est entouré de tissu cellulaire, et son artère descend « en serpentant sur sa tunique. » (Malgaigne.) Elle est très petite, ce qui explique qu'on ne peut en sentir les battements à travers la peau.

L'anatomie descriptive et celle du toucher nous apprennent donc que l'artère spermatique est située entre le canal déférent et les veines, plus près de celles-ci que du canal. C'est donc là qu'il faudra la chercher lorsqu'on voudra la lier ou la ménager; les battements artériels seront d'un grand secours dans une opération toujours très difficile et que Breschet croyait même impossible, car il dit (*Gazette médicale,* 1834, p, 35, *Mémoire sur une nouvelle méthode de traiter et de guérir le cirsocèle et le varicocèle*) : « Quant aux artères et aux nerfs, leur petit volume « ne permettrait pas de les isoler et de les mettre de côté. »

Landouzy (*loc. cit.*, p. 90) croit la chose facile; c'est qu'il commet une erreur anatomique : il dit en effet : « Dans l'état « normal, l'artère testiculaire est unie intimement par du tissu « cellulaire au canal déférent, et ces deux vaisseaux sont au « contraire facilement séparables des veines, surtout quand elles « sont dilatées. »

Il confond nécessairement là l'artère déférentielle et la spermatique.

En résumé, bien qu'on sente souvent les battements de la spermatique, les divers éléments du cordon glissent si facilement les uns sur les autres, qu'il nous paraît très-difficile, sinon impossible, de découvrir cette artère, et nous pensons qu'on ne peut plus s'arrêter à l'idée de M. Ch. Maunoir, qui voulait atrophier le testicule en liant l'artère spermatique.

J'ai décrit les différentes parties que le toucher fait constater, en allant d'avant en arrière, afin de ne pas amener de la confu-

(1) *Œuvres chirurgic.*, traduction de MM. Chassaignac et Richelot, 1837.

sion sur leurs rapports ; mais, cliniquement parlant, on agit tout autrement.

On commence par saisir, entre le pouce et l'index, tout le paquet qui constitue le cordon ; puis, en tirant à soi la main, on fait successivement glisser sous les doigts le canal déférent et les vaisseaux sanguins, de sorte qu'il ne reste plus entre les doigts que le repli cutané latéral.

Quand on explore les deux cordons en même temps, le droit avec la main gauche et le gauche avec la main droite, on s'aperçoit que les vaisseaux sanguins, l'artère spermatique et le canal déférent ne sont pas directement superposés, mais leur plan est dirigé de dehors en dedans et d'avant en arrière, si bien que les canaux déférents sont très rapprochés l'un de l'autre (1 à 2 centimètres), tandis que les paquets veineux s'éloignent davantage.

Cette proximité des deux canaux déférents se constate surtout très-facilement quand on explore le scrotum par derrière. Nous avons vu qu'il n'y avait là qu'un seul repli médian ; il est très saillant, car en le prenant avec le pouce et l'index, il occupe les deux phalanges de l'indicateur. Eh bien, en allant un peu plus profondément, on saisit entre les doigts simultanément les deux canaux déférents, sans être obligé d'écarter très-fortement les doigts. On voit qu'ils sont séparés l'un de l'autre par un intervalle qui varie entre un et deux centimètres ; on juge aussi très-bien qu'ils sont sur le même plan.

Si nous passons maintenant à l'examen de la partie du scrotum qui renferme les testicules, nous sentons immédiatement sous les téguments un corps ovoïde, lisse, glissant facilement, dont on apprécie très nettement la direction en haut et en avant : c'est le testicule. (J'en ai rencontré qui n'étaient pas plus gros qu'un haricot, et dont l'épididyme avait presque le même volume. Ces observations ont été faites sur des individus qui n'avaient jamais eu d'affection aux glandes séminales.)

En pinçant les enveloppes au-devant du testicule, on sent quelquefois comme un petit corps allongé, reposant sur son bord antérieur, et cela en dehors de tout épaississement de la vaginale. Nous avons été longtemps à nous demander ce qui pouvait causer cette sensation. Nous pensons qu'elle a deux causes différentes. La première est due à l'appendice frangé plus ou moins long, que Huschke surtout a décrit et qui, assez fréquemment, est le siége de kystes. En effet, la plupart du temps, on sent très-bien ce corps descendre de la tête de l'épididyme, mais il devient impossible de le suivre plus loin que le tiers supérieur du testicule; par conséquent, on trouve, entre sa terminaison et la queue de l'épididyme, un espace assez considérable qui empêche de croire à une continuité entre eux.

La deuxième se rapporte à l'albuginée qui, tendue, pour ainsi dire, entre la tête et la queue de l'épididyme, points où elle est intimement unie avec cet organe, donne la sensation d'une corde située au-devant du bord antérieur du testicule. Ce qui nous confirme dans cette opinion, c'est que toutes les fois que nous avons trouvé cette espèce de repli descendu très bas, il nous a paru intimement uni à la glande, et situé sous le feuillet viscéral de la vaginale.

En faisant glisser ensuite la glande en avant des doigts, ceux-ci sont arrêtés en arrière par un corps qui est l'épididyme, et qui occupe le bord postérieur du testicule. « Quel que soit le siége de « ce corps (l'épididyme), on le reconnaît aux caractères sui-« vants : il présente au toucher une dureté plus grande que celle « du testicule; la pression qu'on y exerce détermine une dou-« leur plus vive que celle qui résulte de la même manœuvre « employée sur le corps de la glande; on sent le canal défé-« rent s'y terminer. » (*Archives générales de médecine*, 1841, vol. XI, p. 34, Aubry.)

Je ne pense pas qu'il y ait cette différence entre la pression de l'épididyme et celle du testicule.

Je me suis demandé si, par le toucher seul, sans s'aider des rapports avec le canal déférent, on pourrait reconnaître soit la tête, soit la queue. Cette distinction, si elle était possible, nous servirait beaucoup, et il serait bon de s'y familiariser pour explorer avec certitude quelques inversions douteuses, car, comme nous le verrons plus loin, si on peut préciser par le toucher la position de l'une de ces extrémités, la question de l'inversion sera tout de suite tranchée.

Eh bien, que trouve-t-on donc quand on palpe un épididyme affectant ses rapports normaux? On sent en haut, immédiatement au-dessus de l'appendice frangé, un petit corps arrondi, lisse, renitent, mobile latéralement, mais ne pouvant se séparer de la glande séminale, à laquelle il adhère par une espèce de pédicule : c'est la tête.

Par opposition, la queue de l'épididyme nous donne une autre sensation : ce n'est plus un corps arrondi ; elle est plutôt allongée dans le sens du grand diamètre du testicule, et adhère davantage au corps de la glande. On ne trouve plus de pédicule et les mouvements de latéralité sont très bornés.

Mais malheureusement, dans l'immense majorité des cas, ces caractères ne peuvent s'apprécier, et il faut recourir à d'autres signes pour distinguer les deux extrémités de l'épididyme.

Entre ces deux extrémités, se trouve le corps qui est beaucoup plus mobile. On peut glisser la pulpe des doigts entre lui et la glande séminale ; quelquefois même, chez certains individus dont le testicule est très lâchement uni à l'épididyme, on peut pincer le cul-de-sac de la vaginale qui les sépare.

Dans les cas où les caractères distinctifs des deux extrémités de l'épididyme ne sont pas très tranchés, ce qui est fréquent, on peut y suppléer en cherchant avec laquelle des deux se continue le canal déférent. Cette recherche elle-même n'est pas toujours aussi facile qu'on pourrait le supposer, surtout quand le canal déférent est intimement uni à l'épididyme dans la moitié de son étendue, et que celui-ci est presque horizontal, c'est-à-dire surmonte le testicule. L'hésitation alors est possible, et il nous est arrivé plusieurs fois d'être en dissidence avec M. Cullerier pour savoir quelle extrémité de l'épididyme nous avions sous les doigts.

Deux choses dans ce cas peuvent éclairer : d'abord, les rapports des vaisseaux sanguins avec le canal déférent dans le cordon. Si le canal déférent est en avant des vaisseaux, il y aura inversion. Nous n'avons pas encore trouvé d'exception à ce fait (1). Par conséquent, si en même temps l'épididyme est horizontal, ce sera son extrémité antérieure qui sera la queue et la postérieure la tête. Pareille chose aura lieu quand l'épididyme sera plus ou moins penché en avant.

Un autre caractère peut servir au diagnostic. Quand le testicule est dans ses rapports normaux, le canal déférent forme avec le corps de l'épididyme un angle plus ou moins aigu, ouvert en haut et en avant (*Fig.* VI, O), tandis qu'en arrière il se continue presque en ligne droite avec la queue; tout au plus décrit-il une courbure à concavité postérieure, très légère, mais jamais d'angle bien tranché (*Fig.* VI, G). Même dans le cas où l'épididyme est horizontal et supérieur, on peut encore apprécier cet angle (*Fig.* XII, E).

Enfin, si, indépendamment de ces deux signes, vous pouvez sentir l'appendice frangé, le doute ne sera plus permis.

Les rapports de l'épididyme et du testicule, en dehors de l'inversion, varient dans une assez grande étendue. Ordinairement l'épididyme est assez exactement appliqué sur la glande; d'autres fois il est très mobile, et on peut l'en éloigner d'un, deux et même trois centimètres, grâce à la laxité de son mésorchium, comme je l'ai déjà dit.

On observe les mêmes variétés entre l'épididyme et le canal déférent. La disposition la plus fréquente que nous révèle le toucher, c'est la fusion de ce canal avec le quart ou le tiers inférieur de l'épididyme. D'autres fois, ils restent complétement séparés jusqu'en bas ; dans ces cas, le canal déférent s'éloigne très facilement de l'épididyme. Cette disposition coïncide surtout avec ce que nous appellerons bascule du testicule.

Il arrive aussi que, loin d'être nettement séparés, le canal déférent et l'épididyme se trouvent couchés l'un sur l'autre dans toute leur étendue. Quelquefois même leur volume ne suffirait pas pour les distinguer, si la prolongation de l'un dans le canal inguinal ne tranchait la question.

Enfin, j'ai, dans quelques cas, pu apprécier que le canal défé-

(1) Je rappelle ici que j'éloigne les cordons avec varicocèle.

rent et l'épididyme n'étaient pas dans le même plan antéropostérieur, et chez les sujets sur lesquels je l'ai observé, l'épididyme étant en dehors et le canal déférent en dedans, j'ai pu glisser presque l'épaisseur de mon doigt entre les deux.

Je dois aussi noter que, chez d'autres malades qui n'étaient pas affectés de varicocèle, et qui n'avaient subi aucune opération sur les bourses, j'ai senti, au milieu des vaisseaux spermatiques, des cordons plus ou moins résistants et des corps de volume variable et comme isolés. Je n'ai pu m'en rendre compte ; sont-ce des veines oblitérées, sont-ce des conduits surnuméraires ou un repli péritonéal, vestige de l'ancienne communication du péritoine avec la vaginale, comme on en a signalé des exemples, sont-ce des pelotons graisseux, ou bien encore une dégénérescence des corps décrits par M. Giraldès? (*Bulletin de la Société anat.*, 1857, page 289.)

DEUXIÈME PARTIE

BOURSES ET TESTICULES ANORMAUX

(INVERSIONS)

Nous abordons la question la plus importante de notre sujet. Dans l'étude que nous venons de faire, nous avons constamment trouvé l'épididyme en arrière, surmontant le bord supérieur du testicule; nous allons voir une disposition toute contraire, et à laquelle on a donné le nom d'*inversion du testicule.*

J'ai rencontré fréquemment cette anomalie en examinant les malades qui se présentaient, dans notre service, à l'hôpital du Midi. Sa connaissance peut assurément faire éviter certains accidents. Le but de ce travail est justement de les prévenir, en appelant l'attention sur la fréquence de ces positions anormales des glandes dans le scrotum.

Nous avons passé en revue les différents auteurs. Il ressort de tous ceux que nous avons consultés qu'aucun ne paraît y avoir apporté une grande attention. Ils considèrent généralement cette disposition comme très rare, et se contentent de la mentionner en passant. Quelques-uns même n'en parlent pas du tout.

Il est surprenant que M. Gaussail, qui a dû examiner tant de testicules pour rédiger son travail sur l'orchite (1831), n'en dise pas un mot.

En 1835, dans sa thèse inaugurale, intitulée : *Propositions sur quelques points d'anatomie, de physiologie et de pathologie,* M. Maisonneuve parle assez longuement de l'inversion ; il en fait même ressortir des conséquences pratiques. C'est le document le plus étendu que nous ayons trouvé sur ce sujet ; aussi le citerons-nous complétement.

Voici ce qu'il dit :

« Les testicules sont ordinairement disposés dans les bourses « de manière à ce que leur face libre soit tournée en avant et « un peu en bas, tandis que le bord auquel adhèrent le cordon « et l'épididyme regarde en haut et en arrière. Cependant, on « rencontre quelquefois une disposition inverse : la face libre re- « garde en arrière et en *haut*, et le bord adhérent à l'épididyme « en *bas* et en avant.

« Cette disposition, que j'ai rencontrée plusieurs fois sur le « cadavre et sur le vivant, a peu fixé l'attention des anatomistes; « elle présente pourtant un grand intérêt, en ce qu'elle permet « d'expliquer une variété d'hydrocèle bien connue des chirur- « giens, je veux parler de celle où le testicule, au lieu de se « trouver à la partie postérieure et inférieure de la tumeur, « existe en bas et en avant. En effet, dans l'hydrocèle simple, la « tumeur est formée par la tunique vaginale distendue, et cette « distension ne peut s'opérer que dans la portion libre de la tu- « nique. Or, si cette portion est en avant, elle refoulera le testi- « cule en arrière (c'est le cas le plus commun) ; si elle est en « arrière, le testicule sera porté en avant. Il est peu de chirur- « giens qui n'aient eu occasion de rencontrer plusieurs fois cette « disposition; il en est beaucoup à qui, faute de l'avoir reconnue, « il est arrivé de blesser le testicule. Pareil accident me serait « certainement arrivé, chez un malade que j'ai opéré l'année « dernière, si, négligeant l'exploration attentive de la tumeur, « j'avais enfoncé le trocart au lieu d'élection, c'est-à-dire en bas « et en avant. Après avoir constaté la présence du testicule à la « partie antérieure de la tumeur, je fis la ponction en arrière « et en bas, il ne survint aucun accident et le malade guérit « très bien.

« J'ai cherché à savoir s'il ne serait pas possible de connaître « *à priori* cette disposition anormale ; car s'il est facile de con- « stater le point où se trouve le testicule quand la tunique vagi- « nale a conservé sa translucidité, il n'en est pas ainsi quand elle

« est épaissie, quand elle contient un liquide non transparent. « Mais je n'ai pu arriver à aucun résultat à ce sujet. L'anomalie « qui consiste dans l'inversion du testicule n'existe presque ja- « mais que d'un seul côté, de sorte qu'il est impossible de tirer « parti de l'exploration du testicule sain pour connaître la dispo- « sition de celui du côté malade. »

M. Aubry (1841, *Epididymite blennorrhagique*, *Archives de médecine*, mai 1841, vol. II, p. 34) dit : « Il m'est arrivé de con- « stater chez trois ou quatre malades la présence de l'épididyme « en avant et en haut. »

M. Ricord (*Journal de chirurgie*, de Malgaigne, 1843, p. 166, *des Affections vénériennes des testicules*) fait mention de l'inver- sion testiculaire, signalée, dit-il, par Scarpa.

MM. Jarjavay et Richet n'en parlent aucunement dans leur *Anatomie chirurgicale*.

Dans le *Dictionnaire de médecine*, article *Testicule* (tome XXIX, p. 449), M. Velpeau, après avoir décrit les rapports de l'épidi- dyme et du testicule dans l'orchite, ajoute : « Du reste, il ne faut « point oublier qu'au lieu d'être situé en arrière, l'épididyme se « trouve quelquefois en avant ou de côté, et que, par conséquent, « les différentes parties que je viens d'indiquer ne se présentent « pas toujours dans l'ordre établi plus haut. »

M. Vidal (*Maladies vénériennes*, 1853, p. 67) paraît avoir rencontré souvent l'inversion ; il se contente cependant de con- stater le fait : « Par un vice de conformation qui n'est pas extrê- « mement rare, dit-il, l'épididyme peut être en avant. »

On trouve dans Curling (1857, p. 62) le passage suivant :

« Quelquefois la position du testicule dans le scrotum est mo- « difiée de telle façon que sa surface libre regarde en arrière et « l'épididyme en avant. Le premier cas de ce genre qui s'est « présenté à moi est celui d'un homme qui était affecté d'un gon- « flement testiculaire embarrassant pour son médecin. En l'exa- « minant, je découvris que ce gonflement était dû à une inflam- « mation chronique de l'épididyme tourné en avant, et le long « duquel je pus suivre le canal déférent qui en émanait. Le corps « du testicule était sain et sa partie postérieure était lisse et régu- « lière. La conformation du testicule gauche était normale. —

« Dans un voyage que j'ai fait à Paris en 1849, M. Ricord m'a « montré un cas d'épididymite gauche avec inversion semblable « de l'organe et m'a dit avoir rencontré souvent cette disposi- « tion. »

Depuis, il en a vu cinq autres, dont quatre avec orchite et un à l'autopsie. — Il ajoute qu'il ne l'a jamais constatée que d'un seul côté.

Dans le 5e volume de la *Pathologie de M. Nélaton,* rédigé par M. Jamain, on trouve :

« Quelquefois la position du testicule dans le scrotum est mo- « difiée : la surface libre regarde en arrière et l'épididyme en « avant. Cette disposition n'offre d'intérêt qu'au point de vue « du diagnostic des tumeurs des bourses; si l'inversion du testi- « cule n'était pas reconnue, dans les cas d'hydrocèle on pourrait, « croyant avoir affaire à une disposition normale, percer l'or- « gane en faisant la ponction. »

Enfin, M. Malgaigne, dans la dernière édition de son *Anatomie chirurgicale,* dit (2e vol., p. 396, 2e édition, 1859) :

« Une anomalie assez grave est celle où le cordon, et consé- « quemment l'épididyme et le testicule, répondent à la partie « antérieure de la tunique vaginale, *disposition heureusement* « *très rare,* mais qui n'en fait pas moins une loi au chirurgien « de s'assurer de la position du testicule avant de pratiquer la « ponction. »

Tels sont les renseignements que j'ai pu puiser dans les auteurs. La plupart, tout en reconnaissant l'importance d'une pareille anomalie, la croyant très rare, s'étendent peu sur ses caractères. Nous pensons, au contraire, que l'inversion est beaucoup plus fréquente qu'on ne le suppose.

Si cette particularité anatomique eût été mieux connue, on aurait pu éviter bien des fautes; aussi, pour en faire ressortir l'importance, nous signalerons différents accidents ayant pour cause l'oubli de ces anomalies, qui devraient, au contraire, être constamment présentes à tout chirurgien qui pratique une opération sur le scrotum.

Curling (p. 63) : « Il est important que les chirurgiens n'ou-
« blient pas cette possibilité de l'inversion du testicule; car, faute
« d'y songer, ils pourraient faire de graves méprises dans le
« diagnostic et le traitement des maladies de cet organe. Si, par
« exemple, elle se présentait dans une hydrocèle et n'était pas
« reconnue, le testicule placé en avant serait singulièrement
« exposé à être blessé dans la ponction. »

(P. 237, chap. *Hématocèle*) : « J'ai été un jour témoin d'un
« fâcheux accident dû à ce que le chirurgien ignorait que
« le testicule n'était pas dans sa position habituelle. C'était
« sur un jeune homme qui, ayant une inversion du testicule,
« fut affecté d'hydrocèle, que la blessure d'un vaisseau pen-
« dant la ponction transforma en hématocèle. Une inflam-
« mation suppurative s'ensuivit, et il devint nécessaire d'ouvrir
« le sac. Le chirurgien, en prolongeant son incision à la partie
« inférieure de la tunique vaginale, coupa le canal déférent et
« divisa presque en deux moitiés le testicule qui était sain, et
« dont l'épaississement du sac ne lui avait pas permis de recon-
« naître la situation anormale. Ce fâcheux incident obligea
« l'opérateur à pratiquer la castration, au lieu de l'incision
« simple qu'il s'était proposé de faire. »

Il cite une nouvelle hématocèle, où une ponction et une incision pratiquées en avant intéressèrent le testicule (p. 245) :
« Comme la glande avait été gravement lésée par la ponction et
« l'incision, et que les tuniques étaient en très mauvais état, la
« castration fut proposée et immédiatement pratiquée. — Nous
« vîmes alors que nous avions affaire à une hématocèle chro-
« nique avec inversion de testicule. Le canal déférent passait
« au-devant du sac pour se rendre au testicule qui était sain,
« mais aplati et épanoui, de manière à occuper une grande
« partie de la face antérieure du sac épais et dense comme
« du cuir, dans lequel il était enfoui. Le trocart en avait tra-
« versé la partie supérieure.

« Le malade guérit, mais s'il avait été possible de déterminer
« la nature du cas et la position du testicule avant l'opération,
« on aurait pu inciser la tumeur à sa partie postérieure et con-
« server le testicule. »

Dans la première observation, deux accidents consécutifs ont été produits parce qu'on avait oublié de constater les rapports avant l'opération. Une première maladresse change l'hydrocèle en hématocèle. Nous savons bien que quelquefois cet accident se produit par la lésion d'un vaisseau du scrotum, sans que l'épididyme soit en avant; mais, ici, il ne me paraît pas douteux qu'il ait été causé par la lésion des vaisseaux avoisinant l'épididyme. Ce premier accident, au lieu de mettre sur la voie et d'éclairer le chirurgien, en amène un second : on débride la tumeur et on coupe canal déférent et testicule!

Nous citerons encore le fait suivant, recueilli dans la clinique de Dupuytren :

(Dupuytren, *Clinique chirurgicale*, 1834, 4e vol., p. 437.)

« Un homme vint à l'Hôtel-Dieu, après avoir été traité, dans « un autre hôpital, d'une hydrocèle par la méthode de la ponc- « tion. L'opération avait été, disait-il, fort douloureuse. Il n'était « sorti par la canule que du sang et point de sérosité. La bourse, « au lieu de diminuer, avait immédiatement augmenté de vo- « lume. Elle était devenue chaude, douloureuse et tendue, et ce « n'était qu'après un traitement antiphlogistique sévère qu'elle « avait été ramenée à l'état où elle était avant l'opération.

« M. Dupuytren, ayant placé la tumeur entre son œil et une « bougie, reconnut qu'elle était transparente dans toute sa partie « postérieure et qu'elle présentait en devant, et vers le point « sur lequel on avait opéré d'abord, une opacité qu'il annonça « être formée par le testicule. Il saisit alors entre deux doigts ce « corps, dans la substance duquel s'était arrêtée la pointe de « l'instrument, lors de la première tentative d'opération, et il « vida la tunique vaginale par une ponction faite plus en ar- « rière. »

Astley-Cooper cite une observation du même genre, page 479 (1837) :

« La situation du testicule dans l'hydrocèle n'est pas toujours « celle que je viens d'indiquer. Il est quelquefois fixé à la partie « antérieure de la tunique vaginale, et la sérosité est accumulée « de chaque côté. J'ai eu connaissance du fait suivant :

« (*Observation* 421e.) — Un individu consulta un chirurgien

« pour une tuméfaction du scrotum, qui fut regardée comme « dépendant d'une hydrocèle. Ce chirurgien y fit une ponction « avec un trocart ; mais ne voyant aucun liquide s'écouler, et « croyant s'être mépris, il annonça que la maladie consistait « dans un engorgement solide du testicule et qu'il fallait faire « l'amputation de cet organe. Le malade, alarmé d'une décision « si rigoureuse, demanda du temps pour y réfléchir et un autre « chirurgien fut appelé. Ce dernier reconnut des taches véné- « riennes sur la peau de l'abdomen du malade, qui avait en outre « une exostose du tibia. Un traitement mercuriel dissipa tous « ces symptômes, ainsi que l'engorgement et l'induration du « testicule ; mais le scrotum resta tuméfié et l'hydrocèle devint « manifeste par sa transparence et sa fluctuation. Le testicule « adhérait à la partie antérieure de la tunique vaginale. On pra- « tiqua l'injection de côté, au lieu de la faire en avant. Le malade « guérit parfaitement. »

M. Ricord dit (*Journal de chirurgie*, Malgaigne, 1843, p. 166, *Des affections vénériennes des testicules*) : « J'ai vu un jeune « chirurgien, aujourd'hui attaché à un hôpital spécial, prendre « l'épididyme pour le corps du testicule qu'il crut malade, et « commettre cette méprise dans un examen pour le bureau « central des hôpitaux, auquel j'assistais comme juge. »

Tout récemment, un malade entre à l'Hôtel-Dieu pour une orchite. On trouve son testicule très gros, et comme on sent quelque chose de dur en avant, on lui annonce qu'un abcès va se former. Cependant, la tumeur disparut sans s'abcéder. Admis depuis dans nos salles pour d'autres accidents, il nous offrit, du côté où avait été l'orchite, une inversion en anse très manifeste.

Enfin, nous lisons, dans la *Gazette des Hôpitaux* (1858, pag. 106, nº 27), une observation de M. Montanier, qui trouve forcément place ici. L'accident qui eut lieu ne serait probablement pas arrivé, si l'on eût pris soin de constater les rapports du testicule et de l'épididyme avant de pratiquer la ponction. Le fait nous paraît assez intéressant pour que nous citions les passages les plus importants de cette observation.

M. Montanier parle ainsi :

« Le 1er janvier 1858, à la suite d'une longue course à pied, « le malade éprouve des douleurs dans le testicule, la peau du « scrotum devient rouge ; le lendemain, le testicule est très-for- « tement tuméfié. (Sangsues le long du trajet du cordon.) Amé- « lioration sensible. »

[Il n'est fait aucune mention de la position de l'épididyme. Il est certain que la tension des parties rend souvent l'exploration difficile, mais nous verrons au chapitre *Diagnostic* qu'on arrive presque toujours à reconnaître l'inversion.]

« Le 6 janvier, malgré mes conseils, le malade fait une « course assez longue, le testicule redevient douloureux et « gonflé.

« Le 7, je me décide à pratiquer quelques mouchetures sur « le scrotum. Je fais, avec la pointe d'une lancette, que j'en- « fonce environ un centimètre, deux piqûres. La première laisse « échapper la valeur d'une cuillerée à café de sérosité sangui- « nolente ; sur la seconde, du sang coule en assez grande quan- « tité.

« Je ne m'en inquiète pas d'abord, pensant que l'hémorrhagie « va s'arrêter toute seule ; il n'en est rien. Le sang qui paraissait « d'abord s'échapper en nappe, s'écoule bientôt clair et rouge, « par un jet saccadé d'environ un millimètre. J'essaye en vain « d'arrêter l'hémorrhagie par le perchlorure de fer ; je veux faire « une légère compression avec mon doigt, mais aussitôt le ma- « lade accuse dans le testicule et le long du cordon des douleurs « intolérables, qui cessent dès que j'interromps cette petite com- « pression. Je tente de saisir l'artère avec les pinces et de la tor- « dre, j'échoue encore. Pendant ce temps, le sang continuait de « couler par un jet tout aussi fort et sans aucune interruption, « dès que nos manœuvres n'en interceptaient pas le cours.

« Je me décide alors à passer deux fils sous la peau, de « manière à saisir un certain paquet dans lequel je pensais que « l'artère serait comprise. Après avoir serré les fils, l'hémorrhagie « s'arrête immédiatement à l'extérieur ; mais elle dut continuer « à l'intérieur, car, le lendemain, je trouvai le scrotum tuméfié, « noir ; une quantité notable de sang s'était épanchée sous la « peau et le long du cordon.

[Il souffrait *tellement*, dit M. Montanier, qu'il eut une attaque d'hystérie.]

« La nuit suivante fut très agitée, sans sommeil. Le malade « éprouvait de grandes douleurs, non dans le scrotum, mais dans « le ventre, qui n'était cependant ni chaud ni douloureux à la « pression. Un léger purgatif fit tout cesser. Deux jours après, il « ne restait plus rien de toutes ces douleurs si violentes ; le scro- « tum était toujours gros, noirâtre, ecchymotique, mais le ma- « lade ne s'en plaignait aucunement, même quand on le tou- « chait. Après trois jours de repos, des cataplasmes froids arrosés « d'eau blanche, et l'usage d'un suspensoir, le patient put se le- « ver. Il ne souffrait plus, mais il était très faible et très pâle.

[M. Montanier évalue le sang perdu à trois palettes.]

« On le conduisit à la campagne, et le 27 février, j'ai appris « qu'il allait parfaitement bien, que son testicule n'était plus « gonflé. »

Le nº 29 de la salle 11 nous a offert, en petit, la même complication. Entré pour une orchite droite, on lui fit, presque sans examen, quelques mouchetures ; le lendemain, au lieu d'être soulagé, il avait le scrotum tendu, noir et plus douloureux qu'avant. On explore alors le cordon ; le canal déférent est en arrière. Que penser ? — Le gonflement se dissipa rapidement et l'on constata une inversion en anse, dans laquelle l'épididyme était en avant.

Bien d'autres accidents ont dû être ainsi causés, mais comme on ne s'en sera pas rendu compte, ils seront passés inaperçus et n'auront pas été publiés.

Nous serions heureux si notre travail pouvait fixer l'attention des chirurgiens sur ce fait ; il est très commun. Serait-il moins fréquent, qu'on ne devrait pas moins le rechercher avec soin ; la glande séminale est un organe assez important pour que toutes les précautions doivent être prises afin d'assurer sa conservation.

Nous verrons plus loin si cette inversion du testicule peut toujours être déterminée. Pour le moment, nous allons passer en revue toutes les inversions qui se sont présentées à nous.

INVERSIONS

A l'état normal, l'épididyme repose sur le bord supérieur et postérieur du testicule. C'est la règle générale : mais cette règle souffre bien des exceptions ; et, de l'examen attentif d'un grand nombre de scrotums, il résulte pour moi qu'il peut être soit en avant, soit en dehors, soit en dedans, soit en haut, ou même qu'avec le canal déférent il constitue une espèce de fronde qui entoure la glande séminale.

Nous allons étudier successivement ces différentes positions anormales, que je comprends toutes sous le nom générique d'*inversions* pour la brièveté du langage.

Nous avons donc une inversion :

1° Antérieure ;

2° Latérale, qui se divise elle-même en deux, suivant que l'épididyme est en dehors ou en dedans ;

3° Supérieure ;

4° En fronde ou en anse ;

5° Enfin, nous dirons quelques mots d'une autre variété à laquelle je donne le nom d'inversion mobile ou changeante.

§ I.

Inversion antérieure.

La plus commune des positions anormales du testicule dans le scrotum est celle où sa partie libre regarde en arrière, tandis que l'épididyme se trouve en avant.

C'est cette disposition surtout que l'on a désignée sous le nom d'inversion, et c'est la seule, à part le cas d'inversion en anse que M. Godard a montré à la Société anatomique, dont parlent les auteurs; c'est aussi la plus importante à connaître au point de vue clinique. Nous commencerons par elle.

L'inversion antérieure, ou inversion proprement dite, d'après mes relevés, se rencontre à peu près une fois sur quinze à vingt. Nous recevons en moyenne une quinzaine de malades à chaque consultation, et des malades pris au hasard; il est bien rare qu'on ne trouve pas une inversion chez l'un d'eux. Il m'est même arrivé d'en constater jusqu'à trois sur douze entrants.

L'inversion antérieure est un peu plus fréquente à droite qu'à gauche. Elle peut exister des deux côtés en même temps, disposition plus rare sans doute, mais que j'ai encore observée six fois. Curling ne l'a jamais vue affecter les deux testicules à la fois. M. Maisonneuve paraît l'avoir constatée, car il dit à la fin de la thèse que nous avons déjà citée : « L'anomalie qui con- « siste dans l'inversion du testicule n'existe *presque jamais* que « d'un seul côté, de sorte qu'il est impossible de tirer parti de « l'exploration du testicule sain pour connaître la disposition du « côté malade. »

Nous pouvons faire pour l'inversion ce que avons fait pour le testicule normal, c'est-à-dire étudier l'anatomie des formes extérieures et l'anatomie du toucher.

1. ANATOMIE DES FORMES EXTÉRIEURES.

M. Godard, dans son mémoire sur la Monorchidie, écrit, page 37 : « L'aspect du scrotum change dans la monorchidie et peut en indiquer la cause. »

L'inversion amène aussi des modifications des formes du scrotum. C'est quelquefois tellement tranché qu'on peut, à la simple vue, diagnostiquer une inversion. Il est donc important de les signaler.

Nous ne reviendrons pas sur les détails que nous avons donnés pour le testicule normal. Nous insisterons seulement sur la différence d'aspect dans les deux cas.

L'impression générale que l'on a en regardant un scrotum renfermant deux testicules inversés, c'est qu'il semble plus large, et comme d'un seul jet; on ne distingue plus aussi nettement la partie correspondant au cordon de celle qui appartient à la glande séminale. Les replis sont plus épais, plus arrondis, moins saillants et descendent plus bas; les gouttières qu'ils limitent sont moins profondes et comme étalées. Les bourses sont, pour ainsi dire, plus antérieures. Les deux testicules paraissent appendus aux deux replis latéraux qui descendent au-devant d'eux (*Fig.* IV, A).

Les gouttières, comme ces replis, dépassent les extrémités supérieures des testicules qu'elles cachent, et on ne voit guère en avant que les extrémités inférieures. Néanmoins, on peut apprécier à la simple vue la direction de la glande, oblique en arrière et en haut (*Fig.* IV).

Mais la plupart du temps l'inversion n'affecte qu'un seul testicule. C'est même une condition favorable pour étudier les formes, car on peut comparer les deux côtés et bien juger de la différence.

On verra alors le plus ordinairement que le repli latéral du testicule inversé est moins tranchant que du côté opposé; il est en général sur un plan un peu plus antérieur à lui. Il descend presque jusqu'à la base du scrotum, ce qui n'a pas lieu de l'autre côté, et n'est interrompu par aucune saillie analogue à celle de la glande normale. La gouttière correspondante est plus plate, plus longue, quelquefois plus large; quelquefois même elle manque complétement, tandis qu'elle persiste du côté sain.

Mais ces différences ne sont pas toujours aussi tranchées et il faut avoir vu beaucoup d'inversions pour pouvoir les saisir. Il n'y a même plus de distinction possible, quand le scrotum est fortement rétracté.

En regardant les bourses de profil, on constate encore, du côté de l'inversion, des particularités que j'ai essayé de faire comprendre (*Fig.* VII). Leur bord antérieur (A) est vertical, ou n'offre qu'une concavité antérieure très légère et appartenant à une circonférence d'un plus grand rayon que du côté sain. En tout cas, il n'est plus alternativement concave et convexe, comme pour le testicule normal.

Je l'ai trouvé une ou deux fois convexe complétement; mais dans ce cas, le scrotum était épais et fortement rétracté. En général, il est vertical; il en résulte que, de profil, les bourses tendent à être aussi larges en haut qu'en bas, et que la partie du scrotum qui recouvre le cordon forme moins le pédicule; c'est pourquoi le diamètre antéropostérieur de cette partie est un peu agrandi (*Fig.* VII).

Enfin, sur cette face, quand les bourses sont souples, on apprécie très bien la direction du testicule, seulement elle est diamétralement opposée à celle que l'on voit normalement, c'est-à-dire qu'elle est oblique de bas en haut et d'avant en arrière.

Je n'ai songé à examiner la face postérieure du scrotum que chez un seul de ceux qui portaient une inversion double. J'ai constaté que la crête médiane, correspondant au raphé, était très épaisse, au moins deux fois plus qu'on ne le voit généralement. C'est la seule que j'aie vue aussi large. J'ignore si cette disposition tient à l'inversion double, ne l'ayant observée qu'une seule fois.

Quand l'inversion n'affecte qu'un côté, on ne trouve en arrière rien de bien particulier : la crête médiane est comme à l'état normal; seulement le côté de l'inversion est moins plat, ce qui tient à la saillie de l'extrémité supérieure du testicule.

(Voyez les figures VI et VII que j'ai mises à dessein l'une à côté de l'autre pour qu'on puisse bien juger de la différence du testicule normal et du testicule inversé.)

2. ANATOMIE DU TOUCHER.

L'examen se fait séparément sur le cordon et sur le scrotum.

En pinçant avec les doigts le repli latéral qui passe au-devant du cordon, on sent immédiatement sous la peau le canal déférent, dur, régulier, fuyant facilement sous la pression (*Fig.* VII, B). Quand il n'est pas immédiatement sous la peau, il n'en est jamais éloigné beaucoup : de 1 centimètre tout au plus. En tout cas, en le comparant à celui du côté normal, on constate très manifestement qu'il est plus superficiel que ce dernier, qui, plus profond, est en outre séparé des téguments par les vaisseaux sanguins (*Fig.* VI, B).

Quand les gouttières sont très prononcées, on sent que le canal déférent du testicule inversé est sur le même plan que le fond de la gouttière correspondante, et tout ce qui est en avant de lui est constitué par un simple repli cutané. Du côté sain, ce sont les vaisseaux sanguins qui sont à ce niveau, le canal déférent étant plus en arrière.

Quelquefois, par exception, on sent entre la peau et le canal déférent quelques petits cordons assez durs et glissant entre les doigts. Ce sont probablement des lymphatiques ou des filets nerveux : ils ressemblent à ceux que l'on rencontre en arrière du canal déférent dans le testicule normal. D'ailleurs, ils ne sont jamais volumineux, et le plus ordinairement ils n'existent pas.

En arrière du canal déférent, se trouve le paquet sanguin dont nous avons précédemment indiqué les caractères distinctifs (*Fig.* VII, C). C'est dans la partie la plus antérieure de ce faisceau qu'est l'artère spermatique, dont les battements se perçoivent très souvent (*Fig.* VII, D) ; mais pour cela il faut avoir soin de ne pas trop serrer, car on étoufferait pour ainsi dire les pulsations et on ne sentirait rien.

J'ai cherché vainement à apprécier par quelle face les vaisseaux sanguins pénétraient dans le testicule ; la chose eût été intéressante à résoudre cependant, car elle nous aurait indiqué si l'inversion était due à une torsion du cordon ; mais le toucher ne m'a fourni aucun renseignement.

Si maintenant on explore le testicule, la première chose que l'on constate, c'est sa direction oblique de bas en haut et d'avant en arrière, c'est-à-dire tout opposée à celle du testicule normal. Au-devant de lui est couchée la partie inférieure du canal déférent, et au-dessous de celui-ci, l'épididyme. En suivant le canal déférent, depuis sa sortie de l'orifice externe du canal inguinal, on le sent très bien descendre au-devant de la glande séminale jusqu'en bas, puis remonter sous le nom d'épididyme en s'appliquant à elle. L'épididyme se termine en haut à l'extrémité supérieure du testicule, par une petite saillie généralement plus grosse que le reste et qui constitue la tête. Il est bon de s'exercer à connaître celle-ci par le toucher ; elle est très distincte du canal déférent qui passe au-devant sans y adhérer.

Si on suit d'une main le canal déférent pendant que l'autre

maintient l'épididyme, on a parfaitement la sensation d'un angle formé par leur réunion, angle ouvert en haut et en arrière (*Fig*. VII, O). En avant, au contraire, le canal déférent est presque en ligne droite avec la queue de l'épididyme à laquelle il est accolé ; il forme tout au plus avec elle une légère courbure à concavité antérieure, mais jamais d'angle (*Fig*. VII, G).

Ces caractères, assez délicats à saisir, sont cependant importants à connaître pour le diagnostic de certaines inversions. Ce sont quelquefois presque les seuls que l'on puisse invoquer. Il est donc bon de se familiariser avec eux.

Si maintenant on fait glisser le testicule en avant des doigts, de manière à explorer son bord postérieur, on constate qu'il est libre et ne présente aucune saillie.

Telle est la disposition que l'on rencontre dans l'inversion antérieure type. Joignez à cela ce que nous avons dit à propos des formes extérieures, et la description sera complète. Nous reviendrons du reste sur ces caractères au chapitre du diagnostic.

Je dois noter ici que, toujours préoccupé de cette idée que l'action du crémaster était pour quelque chose dans l'inversion, je tentai plusieurs expériences pour élucider la question.

Chaque fois que j'examinais une inversion (le malade étant toujours debout, bien entendu), j'essayais de tordre le testicule de manière à le ramener dans ses rapports normaux. Ce n'était pas toujours facile. Tantôt il fallait tourner le testicule de dedans en dehors et seulement dans ce sens ; tantôt de dehors en dedans. D'autres fois, on pouvait le faire également des deux côtés ; enfin, il arrivait aussi que le testicule se refusait à toute torsion ou revenait promptement et de lui-même à sa place, dès qu'on le lâchait.

Quand j'étais parvenu à ramener l'épididyme en arrière, je faisais tousser le malade afin d'examiner l'action du crémaster, et, au bout d'un certain nombre d'efforts, l'épididyme revenait en avant. Parfois, les contractions du crémaster s'épuisaient en vain pour produire ce résultat, et je ne pouvais même avec la main rétablir les rapports primitifs.

Ces tentatives ne m'ont donc pas appris grand'chose au point de vue du mécanisme de l'inversion. J'ai voulu seulement les indiquer. Peut-être que, plus heureux que moi, un autre en tirera parti.

Variétés. — Au lieu d'être directement en avant, quelquefois l'épididyme est un peu dirigé en dehors ou en dedans ; ou encore, tout en restant directement antérieur, il ne descend pas jusqu'en bas du testicule. Ces légères variétés ne modifient en rien les rapports du canal déférent avec les vaisseaux dans le cordon, et elles servent de passage naturel entre les inversions latérales et supérieure dont nous allons nous occuper, inversions qui ne sont que l'exagération de ces variétés.

§ II.

Inversions latérales.

Les inversions latérales franches sont rares : ordinairement elles se combinent avec l'antérieure dont elles deviennent des variétés.

Je n'en ai pas rencontré une bien nette en dedans ; dans ces cas l'épididyme était toujours plus près de la partie antérieure que du côté interne du testicule.

C'est en dehors qu'on les trouve surtout ; encore n'en ai-je guère vu plus de quatre.

Tantôt la forme des bourses n'est pas changée, tantôt le pli antérolatéral du côté inversé a subi une légère déviation en dehors et la gouttière correspondante est un peu élargie.

Deux fois j'ai rencontré la disposition représentée *fig.* XI, l'une à droite et l'autre à gauche. L'extrémité supérieure du testicule, rejetée en dehors, repoussait en haut le scrotum et formait une saillie très appréciable, de sorte que le grand diamètre de la glande était oblique de haut en bas et de dehors en dedans.

En pratiquant le toucher chez ces deux malades, bien que l'aspect extérieur fût le même, je trouvai chez celui qui avait l'inversion à droite, l'épididyme en dehors, et chez celui qui avait l'inversion à gauche, l'épididyme en dedans.

Enfin, j'ai vu un cas d'inversion latérale externe gauche avec orchite, et qui devint antérieure quand l'orchite fut calmée. Peut-être le poids de l'épididyme tuméfié faisait-il basculer le testicule.

En général, comme ces inversions latérales ne sont pas bien nettement tranchées et qu'elles regardent un peu en avant, l'examen du cordon donne le même résultat que dans les inversions antérieures, c'est-à-dire que le canal déférent est en avant des vaisseaux sanguins. Mais chez les deux malades dont je parlais tout à l'heure, les choses ne m'ont pas paru aussi claires. En effet, pour le malade à inversion latérale interne gauche, voici ce que je trouve dans mes notes :

« Les éléments du cordon spermatique sont assez difficiles à reconnaître ; tout à fait en arrière on sent un corps assez résistant et du volume du canal déférent, que l'on perd bientôt en bas. Au-devant de lui sont les vaisseaux sanguins, mais en avant de ces vaisseaux descend un autre cordon, dur aussi, se terminant dans l'épididyme. Je crois que ce dernier est le canal déférent, car le postérieur est moins dur ; il semble qu'on l'aplatit sous les doigts, et on ne peut déterminer sa continuité avec l'épididyme. »

Le deuxième malade, c'est-à-dire celui qui portait l'inversion latérale externe droite, offrait la disposition suivante : En pinçant entre le pouce et l'index le repli antérolatéral, légèrement dévié comme nous l'avons vu, et en explorant le cordon transversalement, c'est-à-dire le pouce en avant, l'index en arrière, j'ai trouvé, tout à fait en dedans, des vaisseaux sanguins, puis le canal déférent, puis tout à fait en dehors d'autres vaisseaux sanguins, de sorte que le canal déférent était au milieu. Mais, en suivant en bas ce canal, j'ai constaté qu'il devenait directement sous-cutané, et que la portion des vaisseaux sanguins qui, au niveau du cordon, était en dehors de lui, changeait de direction en bas pour passer derrière le testicule.

Je ne m'appesantirai pas plus longtemps sur ces inversions,

qui, je le répète, se sont présentées rarement à mon observation et pour lesquelles par conséquent je ne puis rien dire de général.

§ III.

Inversion supérieure ou horizontale.

Cette inversion, un peu plus fréquente que les précédentes, est cependant encore rare ; le grand axe du testicule est antéro-postérieur ou très légèrement oblique en haut et en arrière, et l'épididyme repose sur le bord supérieur.

Cette inversion se traduit extérieurement par les signes suivants : Le repli antérolatéral est plus long; il en est de même de la gouttière correspondante; on voit en avant et tout à fait en bas une petite saillie due à une extrémité testiculaire; le scrotum est généralement flasque et descend plus bas de ce côté, indépendamment de toute varice; la partie qui renferme le cordon est beaucoup plus longue que celle qui contient le testicule. De profil, on apprécie très bien la position horizontale de celui-ci; on voit aussi que le scrotum est élargi antéropostérieurement.

Si l'on explore avec les doigts, on constate que le pli cutané latéral est beaucoup plus saillant que celui du côté opposé ; il faut prendre beaucoup plus de téguments entre le pouce et l'index pour atteindre le canal déférent qui est très profond. Cela s'explique très bien par la direction du testicule qui repousse ses enveloppes en avant (*Fig.* XII, C).

Les vaisseaux sanguins sont en arrière du canal déférent ; celui-ci se continue en avant avec l'épididyme sur lequel il tombe obliquement, de manière à décrire une courbe à concavité antérieure légère, tandis qu'en arrière il se sépare à angle aigu de l'épididyme (*Fig.* XII, E). La tête de l'épididyme est donc en arrière et la queue en avant. Quand cet organe est enflammé, un nouvel élément de diagnostic se joint aux signes précédents ; j'en parlerai à propos du diagnostic.

Nous avons vu les inversions latérales n'être, pour ainsi dire, que des variétés de l'antérieure. N'en serait-il pas de même ici?

et l'inversion horizontale ne pourrait-elle pas être considérée comme une inversion antérieure qui aurait basculé en arrière? — (Si cette bascule était complète, l'épididyme serait directement en arrière, mais alors sa tête occuperait la partie inférieure du testicule (*Fig.* IX, A). Il est probable que les deux cas de cette espèce que je montrerai en parlant de l'anatomie pathologique sont dus à cette cause.)

Il ne faut pas confondre l'inversion supérieure avec la véritable bascule du testicule. Dans celle-ci, l'épididyme est bien horizontal, mais sa tête est en avant, et en examinant le cordon spermatique on trouve que les vaisseaux sanguins sont antérieurs au canal déférent.

§ IV.

Inversion en anse ou en fronde.

J'ai eu occasion d'observer six fois cette disposition ; elle consiste en une anse formée par l'épididyme et le canal déférent, et entourant le testicule d'avant en arrière.

Sur ces six malades, quatre avaient eu une orchite de ce côté; les deux autres n'avaient jamais eu d'orchite, mais chez l'un d'eux, le testicule inversé n'était descendu dans les bourses qu'à l'âge de dix ans, et depuis le malade prétendait avoir une hernie, que je n'ai pu constater du reste.

Sur ces six cas, trois étaient à gauche et trois à droite. Je n'ai jamais rencontré de double inversion en anse ; une seule fois (chez le malade à la hernie) elle coïncidait avec une inversion antérieure de l'autre côté.

Je n'ai pas toujours songé à interroger l'anatomie des formes; le toucher presque seul m'a renseigné. J'ai pu constater alors deux dispositions différentes : tantôt c'est l'épididyme qui est en avant du testicule, et le canal déférent passe en arrière; tantôt c'est le canal déférent qui longe le bord antérieur de la glande, et l'épididyme est postérieur. Sur les six, je n'ai rencontré qu'une seule fois cette dernière disposition.

Première variété. — On sent le canal déférent en arrière des vaisseaux du cordon, comme dans le testicule normal. On le suit derrière le bord postérieur de la glande à laquelle il n'adhère guère positivement qu'en bas, quoiqu'il lui soit accolé dans toute son étendue; il passe ensuite sous l'extrémité inférieure, où il commence à augmenter de volume, et remonte enfin au-devant du testicule sous la forme de l'épididyme, que l'on reconnaît très bien à son plus gros volume, surtout chez ceux qui ont eu des orchites. La tête de l'épididyme se termine très nettement en haut et en avant, sans adhérence aucune avec le canal déférent, dont on l'isole parfaitement et dont elle est même séparée par les vaisseaux sanguins (*Fig.* XIII). Chez deux malades, j'ai cherché à voir à travers les téguments la direction du testicule; la chose m'a été impossible à cause de la rétraction du scrotum.

Deuxième variété. — Je n'en ai qu'un seul cas. Il m'a été fourni par le nommé B..., trente-deux ans, entré le 21 février, salle 12, n° 3, pour un chancre induré avec roséole. Le 20 mars, j'examine attentivement son testicule gauche qui m'avait semblé inversé à une inspection première, mais très superficielle. J'ai soin de faire mettre le malade debout. Voici le résultat de mon examen :

Le canal déférent descend en avant des vaisseaux sanguins dont on le distingue parfaitement; puis, il passe devant le testicule, qu'il laisse libre en haut, et auquel il est immédiatement appliqué en bas, de sorte qu'en ce point on ne peut l'en séparer; mais on le sent très bien à sa dureté et à son relief se continuer sous l'extrémité inférieure, et remonter en arrière, où il est plus gros, moins dur, moins arrondi qu'en avant, et c'est bien la sensation que donne ordinairement l'épididyme. En le poursuivant, on voit qu'il occupe toute l'étendue du bord postérieur, qu'il est un peu plus renflé en bas et en haut qu'à sa partie moyenne, mais surtout en haut, où il a la grosseur d'un noyau de cerise. A ce renflement, constitué par la tête de l'épididyme, fait suite un petit cordon moins gros que le canal déférent, en arrière duquel il est situé, et qui s'arrête au tiers supérieur du bord antérieur du testicule (*Fig.* XIII, D). C'est très probablement l'appendice frangé. Je dois noter, en terminant, que le malade dont je parle n'avait jamais eu d'orchite.

Telles sont les inversions en anse qu'il m'a été donné d'observer. Ces inversions, quoique rares, ont aussi leur intérêt; elles rendent compte, par exemple, du volume que peut offrir un testicule présentant une pareille anomalie, quand il vient à être frappé d'inflammation; car l'épididyme étant engorgé en avant et le canal déférent en arrière, la diamètre antéropostérieur de la tumeur doit être augmenté. C'est ce qui arriva chez le malade dont nous avons parlé et qui était entré à l'Hôtel-Dieu pour une orchite. Le canal déférent situé en arrière et induré fut pris pour l'épididyme, et la tumeur que celui-ci formait en avant fit croire à un abcès. Le malade, qui eut une orchite double, nous affirme que du côté de l'inversion dont, bien entendu, il ne se rendait pas compte, la tumeur était beaucoup plus considérable.

§ V.

Inversion mobile ou changeante.

Il est une autre variété d'inversion que nous ne devons pas passer sous silence; elle diffère de celles précédemment étudiées par son existence passagère. En effet, tandis que celles-ci, à quelque époque qu'on les examine, se présentent toujours avec le même caractère, celle-là, au contraire, existe un jour, et le lendemain elle a disparu, pour revenir plus tard et ainsi de suite. Nous avons constaté cette mobilité chez plusieurs de nos malades. Dans les premiers temps, n'étant pas en garde contre cette variété, nous pensions nous être trompé, mais un examen plus minutieux nous a fait reconnaître qu'il s'opérait réellement des changements dans la position de la glande séminale et cela d'un jour à l'autre; ce qu'il y a de curieux, c'est que les éléments du cordon suivaient les mêmes oscillations, sans éprouver la moindre torsion : ainsi, quand la glande était en inversion, le canal déférent se trouvait en avant des vaisseaux sanguins; le testicule revenait-il à sa place normale, le canal déférent passait en arrière avec la plus grande facilité.

Je ne crois pas inutile de rappeler encore ici que ces examens ont été faits les malades étant debout, afin d'éviter toutes les chances d'erreurs qui se rencontrent dans le décubitus dorsal.

A quoi peut tenir cette mobilité? La première cause qui paraissait devoir être invoquée, c'était la contraction du crémaster. Nous avons donc essayé de la provoquer en faisant faire des efforts au malade; mais dans aucun cas le testicule n'a varié de position, qu'on le mît en inversion ou non; car il est bon de dire, que chez les sujets dont nous parlons, le changement de rapports n'avait pas seulement lieu spontanément, mais qu'on pouvait aussi le produire avec la main.

Nous noterons qu'il y avait presque toujours un sens dans lequel ce mouvement s'exécutait plus facilement. Le n° 25 de la salle 11 nous a présenté cette variété d'inversion au plus haut degré. Chez lui, on pouvait, en tournant le testicule de dehors en dedans, ramener très-facilement l'épididyme en avant ou en arrière; mais, dans le sens contraire, la chose était impossible. Dans ce dernier sens, on s'apercevait que les téguments se tordaient, et on sentait parfaitement leur résistance. Les efforts faits par le malade ne modifiaient en rien les rapports. (Il y avait eu autrefois une orchite de ce côté.)

Le n° 37 de la même salle nous a offert une pareille mobilité; seulement, chez celui-ci on ne pouvait faire passer l'épididyme en arrière qu'en tournant le testicule de dedans en dehors. Il y avait impossibilité dans l'autre sens. Nous pourrions en signaler beaucoup de semblables.

Les formes extérieures du scrotum varient avec ces changements de position de l'épididyme; tantôt ce sont celles de l'inversion, tantôt celles du testicule normal. Nous n'y reviendrons pas.

Les inversions mobiles ont aussi leur côté pratique; il est bon d'avoir présent à l'esprit leur possibilité; il faut même constamment s'en défier, et ne jamais pratiquer une opération sur le scrotum sans renouveler l'examen au moment même de l'opération; car si l'on s'en rapportait à ce qu'on a vu la veille, on courrait le risque d'être singulièrement trompé.

Il est bon, je crois, de revenir un peu sur la bascule du testicule, dont j'ai parlé à plusieurs reprises. Elle se rencontre dans deux circonstances différentes, suivant qu'il y a inversion ou non.

Quand l'épididyme est dans ses rapports normaux, le premier degré de la bascule est une légère inclinaison de la tête en avant; le dernier degré est la position antérieure de cette tête, de façon que l'épididyme soit tout à fait horizontal; je n'en ai pas vu de plus prononcée. Le testicule, devenu ainsi horizontal, pourrait faire croire à une inversion supérieure; mais nous avons vu ce qui l'en distinguait.

Parfois c'est en sens contraire que s'opère la bascule; mais cela ne se rencontre guère que dans l'orchite, où la queue de l'épididyme, très tuméfiée, s'incline, comme par son propre poids, en bas et en avant, et quelquefois d'une manière si prononcée qu'elle devient un peu antérieure.

Quand il y a inversion antérieure, la bascule se fait en arrière; on peut en considérer trois degrés : le premier consisterait en un simple abaissement de la tête en arrière; le deuxième serait l'inversion supérieure, et le troisième, la disposition représentée *fig.* IX, et que nous rappellerons tout à l'heure.

ANATOMIE PATHOLOGIQUE

L'inversion, déjà si peu connue cliniquement parlant, l'est encore moins au point de vue de l'anatomie pathologique.

M. Maisonneuve dit « qu'il a rencontré plusieurs fois cette disposition sur le cadavre. » Il ne donne pas d'autres détails.

Curling, p. 63, après avoir cité plusieurs cas d'inversion, ajoute : « J'ai encore observé cette transposition à l'autopsie d'un « malade qui était mort des suites d'une opération de hernie in- « guinale gauche congénitale. »

Il a pu la constater dans les cas d'hématocèle que j'ai cités plus haut, et dans lesquels l'ignorance où l'on était de la situation de l'épididyme avait amené des désordres graves et nécessité la castration.

En 1855, M. Godard montra à la Société anatomique une inversion en anse qu'il avait trouvée sur un sujet de Clamart.

Avant d'entamer les bourses, il les explora : il n'y avait rien du côté gauche, mais à droite « le canal déférent, parfaitement « sain, ne pouvait être reconnu au niveau du testicule ; mais au-« dessus de cet organe, on le distinguait parfaitement au milieu « des éléments du cordon. »

En disséquant il constate :

1° Le canal déférent, « d'un volume normal, n'offre aucun tu-« bercule dans son épaisseur. Dans sa partie inférieure, au lieu « d'être placé comme à l'ordinaire, il est situé en avant du testi-« cule auquel il adhère. En bas, il se continue avec l'épididyme « en formant une sorte de fronde qui embrasse la glande dans sa « concavité ;

2° Epididyme. « L'épididyme sain est dans sa position nor-« male. Seulement, au niveau de la tête il adhère faiblement, en « haut surtout et en dehors, à une grosse tumeur molle dont on « peut l'isoler avec la plus grande facilité. » Il y avait des tubercules. Il est à regretter qu'il ne soit pas du tout fait mention de la vaginale ; il eût été curieux de savoir quel trajet elle suivait, afin de se rendre compte de la forme que prendrait une hydrocèle avec une pareille inversion.

Dans ses études sur la monorchidie et la cryptorchidie, M. Godard montre une disposition assez singulière de l'épididyme. Il s'agit du nommé Fortin, dont le testicule droit était resté dans l'abdomen. A gauche, le scrotum est normal, mais « le testicule « mis à nu, je vois, dit M. Godard, que cette glande, de vo-« lume ordinaire, a la forme d'un rein ; de plus elle est disposée « d'une façon anormale, car l'extrémité (A) qui d'ordinaire est « supérieure, est dirigée en bas, et l'épididyme (D) se continue « avec le canal déférent (E) en formant au point de jonction une « sorte de huit de chiffre (B) (*Fig.* IX). »

J'ai rencontré un cas tout à fait semblable sur un sujet de Clamart. C'était du côté droit ; l'épididyme était postérieur. Ce qui m'a engagé à l'examiner attentivement, c'est qu'au toucher je ne sentais en arrière qu'un seul corps, qui pouvait bien être l'épididyme ; mais alors je me demandais où était le canal déférent qui, facile à saisir en haut, cessait bientôt d'être appréciable. En disséquant je constatai en effet qu'il n'y avait en arrière de la glande séminale que l'épididyme dont la tête était en bas, et dont la queue tournée en haut se continuait presque en ligne droite avec le canal déférent, en formant néanmoins un léger coude, mais beaucoup moins prononcé que dans le cas de M. Godard. La pièce avait été abîmée, et il m'a été impossible de déterminer les rapports du canal déférent et des vaisseaux sanguins.

On pourrait considérer cette disposition comme une inversion antérieure qui aurait complétement basculé, de façon que de supérieure la tête de l'épididyme serait devenue inférieure. En tout cas, elle doit être difficile à diagnostisquer pendant la vie, car pour peu que l'on sente quelque chose en arrière du testicule, on ne pense pas à l'inversion et on ne pousse pas plus loin l'examen. Je ne sais si l'exploration du cordon donnerait quelques renseignements ; mais, à défaut d'elle, le seul signe de quelque valeur serait l'absence, en arrière, de deux corps, l'un répondant au canal déférent et l'autre placé en avant de celui-là et représentant l'épididyme. Ce diagnostic a du reste peu d'importance, les rapports généraux du testicule et de l'épididyme n'étant pas changés.

J'ai eu l'occasion de disséquer deux inversions antérieures.

L'une existait sur un malade du service de M. Puche. Ce malade n'avait jamais eu d'affection vénérienne ; entré le 4 mai pour un abcès par congestion de la colonne vertébrale, il meurt le 30 mai 1859.

J'explore les testicules et je constate à gauche une inversion antérieure que je fais vérifier par mon collègue et ami Legrand qui eut l'obligeance de me laisser la pièce. Pour éviter toute torsion, j'ai soin, avant l'exploration, de mettre le cadavre sur le bord de la table, de façon que le scrotum pende librement. Je dissèque ensuite les parties.

Les enveloppes les plus superficielles enlevées, le testicule se présente recouvert de la fibreuse commune et du crémaster ; son grand axe est oblique d'avant en arrière et de bas en haut. Le crémaster n'existe pas en avant, il est tout entier en arrière, excepté à son origine où ses deux faisceaux, qui ne paraissent avoir subi aucune torsion, sont très rapprochés et ne sont séparés que par une veine assez volumineuse qui allait probablement dans les bourses ; à mesure que le crémaster descend, il devient plus postérieur.

La moitié postérieure de la face interne du cordon est recouverte par un faisceau musculaire très manifeste, à fibres assez colorées et longitudinales qui, au niveau du testicule, s'écartent pour former des courbes dont la plus inférieure descend jusqu'à la partie moyenne; toutes se dirigent vers le bord postérieur de la glande. Sur cette face on ne voit pas d'anses complètes, mais on distingue à travers les membranes la saillie de l'épididyme.

Sur la face externe, les fibres du crémaster sont plus étalées, plus dissociées, moins rouges; recouvrant en haut tout le cordon au niveau duquel elles forment des anses aiguës, elles descendent jusqu'au tiers inférieur du testicule, où l'on voit aussi des anses complètes mais beaucoup plus ouvertes; elles se continuent avec celles de la face interne, et, comme celles-ci descendent moins, il en résulte que les anses du crémaster croisent obliquement le bord postérieur du testicule de dedans en dehors et de haut en bas.

En ouvrant la tunique vaginale, je vérifie la position de l'épididyme, qui est bien en avant et empiète un peu sur la face interne; les vaisseaux sanguins pénètrent au contraire par la face externe. Enfin le canal déférent est immédiatement sous-cutané.

La deuxième inversion, que j'ai disséquée, a été trouvée sur un sujet de Clamart. Elle siégeait aussi à gauche. Comme dans la précédente, le testicule était oblique en haut et en arrière. Son bord postérieur était embrassé par les anses du crémaster, qui manquait en avant; l'épididyme, couché sur le bord antérieur, empiétait un peu sur la face interne : les vaisseaux pénétraient par la face externe ; le canal déférent, au-devant d'eux, recouvrait l'épididyme dont la queue était en bas et la tête en haut.

Dans ces deux cas la disposition anatomique était donc la même. Figurez-vous un testicule normal qui aurait tourné avec son crémaster et ses vaisseaux, de manière que son bord antérieur devint postérieur, et vous aurez les caractères anatomiques de l'inversion. Mais alors, dira-t-on, la cause de celle-ci est trouvée ; c'est une torsion de la glande séminale, torsion qui intervertit les rapports. Je ne le pense pas ; car je ne l'ai pas constatée en disséquant le crémaster : toutes ses fibres se dirigent bien naturellement en arrière ; et du reste, si cette torsion existait, on comprendrait difficilement qu'elle fût permanente. Cette explication ne me paraît applicable qu'aux inversions mobiles.

ÉTIOLOGIE

Quelle est la cause de l'inversion? J'ai dit, au commencement de ce travail, que M. Cullerier croyait l'inversion pathologique et sous l'influence de l'inflammation, qui, paralysant seulement un faisceau du crémaster, laissait l'autre agir sur la glande séminale qui changeait alors de position. Il a presque abandonné cette manière de voir, dès que des inversions sans orchite se sont présentées à lui, et nous savons qu'elles sont très nombreuses. Pour moi je suis très porté à la rejeter complétement, car je comprends difficilement que l'inflammation, dans l'orchite, puisse se borner à un seul faisceau.

Je n'admets pas non plus la paralysie totale du crémaster comme cause d'inversion, car, sur le cadavre, le crémaster a bien perdu toute tonicité, toute contractilité, ce qui l'assimile à un muscle paralysé, et cependant l'épididyme conserve sa position. La conséquence rigoureuse de l'explication par paralysie totale, si elle était vraie, serait une inversion constante après la mort. Or, la chose n'a pas lieu.

Voici une autre objection, qui peut s'appliquer à la paralysie partielle comme à la paralysie totale. Avec le temps le crémaster devrait recouvrer ses propriétés, c'est-à-dire la paralysie cesser, et par conséquent l'épididyme devrait revenir à sa place. Or, j'ai observé un malade qui avait été pris d'une orchite, il y a huit ans, qui n'en avait pas eu de nouvelle depuis et chez lequel l'inversion persistait ; on sentait même encore un peu d'induration de l'épididyme.

On a invoqué l'inflammation d'une autre manière. On a dit qu'elle faisait naître des adhérences qui fixaient le testicule dans différentes positions.

Voici ce que dit Boyer : « Le changement de forme de la tu- « meur produit par la compression longtemps continuée d'un « suspensoir, une adhérence contre nature d'un point de la tu- « nique vaginale avec le testicule, peuvent influer sur la situation « de cet organe. J'ai vu une hydrocèle d'un volume considérable « qui, par la manière dont elle était comprimée par un suspen- « soir, avait pris une forme oblongue de devant en arrière ; le « testicule était situé à la partie antérieure de la tumeur et au- « rait pu être blessé par le trois-quarts si l'on eût enfoncé cet « instrument dans l'endroit où on le plonge ordinairement. » (*Malad. chirurg.*, tome X, p. 184, artic. *Hydrocèle.*)

« ..... Hors le cas d'adhérence contre nature, le testicule étant « placé à la partie postérieure et moyenne de la tumeur, c'est à la « partie antérieure et inférieure que l'on doit faire la ponction. » (Pag. 193.)

Boyer croit tellement à l'influence des adhérences qu'il ajoute plus loin : « Lorsque la ponction a été pratiquée une ou plusieurs « fois, ces précautions ne sont pas à négliger, parce que le testi- « cule peut avoir contracté des adhérences dans l'endroit où le « trois-quarts a pénétré. Il m'est arrivé une fois d'enfoncer cet « instrument dans le testicule, en faisant la ponction dans l'en- « droit où je l'avais faite la fois précédente..... je retirai l'instru- « ment, je le plongeai dans le côté externe de la tumeur et je « donnai issue au liquide épanché. »

Je ne nie pas la possibilité de ces adhérences ; nous en voyons journellement à l'hôpital du Midi où l'on ponctionne à chaque instant des orchites, non plus par une simple piqûre, mais par quatre, cinq, six et davantage. Dans ces cas, la cavité de la vaginale devrait être oblitérée et le testicule fixé. Nous constatons, il est vrai, très nettement de petites adhérences au niveau des ponctions, mais en général elles disparaissent avant que le malade quitte nos salles et, quand l'orchite récidive, il se forme souvent de l'épanchement au même point qu'avant. Je serais donc plutôt porté à croire que Boyer a eu affaire à une inversion et que la première ponction a pu pénétrer dans la vaginale, parce qu'elle aura été faite sur un des côtés de l'épididyme, ou bien peut-être avait-il rencontré un de ces testicules mobiles qui, aujourd'hui inversés, ne le sont plus demain.

Astley Cooper paraît attacher aussi beaucoup d'importance aux adhérences. Il dit, page 479 : « L'inflammation du testicule est « souvent suivie d'adhérences partielles de la tunique vaginale, « et comme ces adhérences sont accompagnées d'épanchement « de sérosité, l'hydrocèle est située diversement par rapport au « testicule : au-dessus, au-dessous, sur un des côtés et quelque- « fois mais rarement en arrière.

« Dans les cas où l'accumulation de la sérosité se fait en ar- « rière du testicule, cela tient à ce que la tunique vaginale a « cédé dans un point à la pression du liquide et à ce qu'il s'est « formé une arrière-cavité de la tunique vaginale par un goulot « assez étroit. »

Dans ce passage, A. Cooper ne paraît pas se douter de l'existence de l'inversion. Il ajoute encore plus loin, page 489 : « C'est « principalement à l'inflammation chronique de la tunique vagi- « nale que sont dues les différences de situation de la sérosité « dans l'hydrocèle et le danger de blesser le testicule dans l'in- « troduction du trocart. »

Il est à regretter que dans tous ces cas, la position de l'épididyme n'ait pas été notée. Je ne nie pas l'existence de ces cloisonnements et de ces adhérences, mais je crois que, s'ils eussent eu connaissance de la fréquence de l'inversion, Boyer et Astley Cooper en eussent moins trouvé. Pour être bien sûr que le testicule est en avant par suite d'adhérence, il aurait fallu de toute nécessité indiquer la situation de l'épididyme.

J'avais pensé un moment, moi aussi, à invoquer l'inflammation et l'adhérence, et je disais : l'inversion ne doit se trouver que chez les individus dont le testicule est très mobile et présente alternativement en avant ses deux bords ; l'inflammation, saisissant le testicule pour ainsi dire au passage, le fixe au moment où l'épididyme est antérieur. Malheureusement nous avons vu que l'inversion existait souvent sans la moindre inflammation. Je n'ai donc pu m'arrêter longtemps à cette explication.

Que penser de l'insertion vicieuse du crémaster qui, au lieu d'être en avant, est en arrière? Est-ce la cause ou l'effet? Mes dissections ne sont pas assez nombreuses pour trancher cette question.

On a cru que l'habitude de rejeter le scrotum à gauche de la couture du pantalon pouvait rendre compte de l'inversion à droite et réciproquement. Cette opinion se trouve réduite à néant par l'observation, qui démontre que des individus ont une inversion à gauche, tout en rejetant leurs bourses de ce côté.

Je pense donc qu'il n'y a pas d'explication possible à donner. En supposant que les adhérences ou la paralysie du crémaster rendissent compte de l'inversion antérieure, comment expliquer l'inversion en anse? Ce n'est certainement pas l'inflammation qui a fait passer l'épididyme d'un côté et le canal déférent de l'autre ; c'est cependant la raison que semble en donner M. Godard pour le cas qu'il a présenté à la Société anatomique, car il dit que « sous l'influence d'un état pathologique du testicule, le « canal déférent du côté malade peut se déplacer, sans que toutefois nous sachions la cause de ce phénomène. »

L'inversion est une anomalie, et par conséquent, il n'y a pas plus d'explication à en donner que pour les autres dispositions anormales que l'on rencontre dans le corps humain. La connaissance de sa cause a, du reste, peu de valeur ; ce qu'il est pratiquement nécessaire de savoir, c'est sa fréquence.

DIAGNOSTIC

Quels sont tous les signes qui nous serviront à diagnostiquer les inversions sur un testicule sain ou dans les différentes affections de cet organe?

Trois nous sont fournis par la vue, ce sont :

1° *Aspect extérieur du scrotum.* Il suffit souvent seul pour reconnaître une inversion, et il varie avec les différentes espèces. J'en ai parlé longuement.

2° *Direction du testicule.* Elle se distingue, la plupart du temps, très bien, et est quelquefois très caractéristique dans certaines inversions. J'ai vu cependant un malade (n° 37 de la salle 11) qui, les rapports du testicule et de l'épididyme étant normaux, avait cependant le testicule droit dirigé comme dans l'inversion, c'est-à-dire en haut et en arrière. Mais il faut dire qu'il y avait une hypertrophie considérable de la glande, d'un tiers plus longue que celle du côté gauche, ce qui pouvait, jusqu'à un certain point, rendre compte de cette espèce de bascule.

Les deux signes précédents ne se constatent que sur des bourses normales, et encore faut-il qu'elles soient un peu pendantes, car la rétraction du scrotum les efface complétement; il n'y a alors que le toucher qui puisse éclairer.

Le caractère suivant ne se rencontre, au contraire, que sur des testicules malades (hydrocèle, orchite).

3° *Transparence.* Seule, en dehors de tout autre moyen d'investigation, elle peut mettre sur la voie. C'est presque l'unique signe sur lequel on compte, quand on opère une hydrocèle. Quand on ne la trouve pas, la plupart du temps on ponctionne au hasard. Nous savons qu'on peut reconnaître autrement la position du testicule, et, par conséquent, l'éviter.

Tous les autres signes nous sont fournis par le toucher. Nous trouvons successivement :

4° *Adhérence de la peau en avant.* Dans une orchite intense, l'inflammation gagne souvent les téguments, qui deviennent alors adhérents à la tumeur ou au moins glissent avec une plus grande difficulté. Cette adhérence a lieu ordinairement en arrière et en bas, au niveau de la queue de l'épididyme. Dans l'inversion, c'est en avant et en bas qu'on la trouve. Cette seule circonstance m'a même suffi quelquefois pour diagnostiquer une position anormale de l'épididyme. Il faut, bien entendu, s'informer, avant de porter le diagnostic, si on n'a pas appliqué des sangsues sur le scrotum ou fait quelques mouchetures. Dans ces cas, en effet, il se développe des adhérences accidentelles qui pourraient tromper si on s'en rapportait uniquement à elles.

5° *Fluctuation.* Normalement, quand il y a un épanchement dans la tunique vaginale, c'est en avant que l'on sent la fluctuation. Dans l'inversion, ce sera tout le contraire, c'est-à-dire en arrière. Pour éviter de se tromper, il faut la chercher comparativement en arrière et en avant, car souvent le tissu glandulaire donne à la pression une sensation qui simule à s'y méprendre la fluctuation.

6° *Différence de dureté.* Elle peut aider aussi au diagnostic. Dans une orchite intense où tout est confondu, on peut quelquefois, par la dureté plus grande en arrière qu'en avant, diagnostiquer que le testicule n'est pas inversé. Cette plus grande dureté répond, en effet, à l'épididyme.

7° *Position du canal déférent dans le cordon.* C'est un signe auquel j'attache une grande valeur. Toutes les fois que, dans un cordon spermatique, non malade ou simplement enflammé, le canal déférent est en avant des vaisseaux sanguins, c'est que l'épididyme est en avant du testicule. Cette loi ne souffre d'exception que dans les inversions en anse : or, celles ci étant très rares, ce signe ne perd pas de sa valeur. Il peut rendre de grands services dans les hydrocèles non transparentes, où la position de la glande peut ainsi être déterminée.

8° *Situation de la tête et de la queue de l'épididyme.* J'ai dit qu'il était très difficile, sinon impossible, de reconnaître la tête ou la queue de l'épididyme par le toucher. Cette distinction, du reste, n'est utile que pour les inversions horizontales, dans lesquelles on veut savoir si c'est la tête ou la queue qui se dirige en avant, ou encore dans la disposition qu'a montrée M. Godard et que moi-même j'ai rencontrée (*Fig.* IX).

Cependant la question peut se résoudre dans deux circonstances. D'abord quand on sent bien nettement l'appendice frangé, on ne peut douter de la position de la tête. Mais si cet appendice manque ou est insaisissable, comment faire? Quand l'épididyme est sain, la question reste indécise ; mais s'il y a une légère épididymite, on peut arriver au diagnostic. En effet, je crois que toutes les fois que la tête est engorgée, la queue l'est aussi plus ou moins ; jamais la tête n'est prise seule. La queue, au contraire, peut être le siége de gonflement et la tête rester saine. Si donc on explore un testicule dans cette circonstance, et si l'on sent une extrémité de l'épididyme *parfaitement* souple et l'autre dure et grosse, on pourra, à coup sûr, assurer que cette dernière est la queue.

Dans toutes les orchites que j'ai examinées et qui présentaient cette particularité, ce signe, confirmé par d'autres, ne m'a jamais trompé. Je ne parle pas des cas où cette induration reconnaîtrait une toute autre cause que l'inflammation.

9° *Direction de l'angle formé par le canal déférent et l'épididyme.* A moins que ces deux conduits ne soient complétement soudés entre eux, nous avons vu que la direction de leur angle pouvait servir à établir le diagnostic.

10° *Pression comparative.* Quelques auteurs y ont attaché une grande importance. Elle ne signifie ordinairement rien dans l'épididymite. Quand celle-ci est très-intense, que toutes les parties sont prises, la tumeur est partout douloureuse, et le malade n'accuse guère de différence dans la douleur, qu'on le presse en avant ou en arrière.

Dans les tumeurs chroniques et indolentes, au contraire, la pression du testicule et la douleur énervante, caractéristique, qui en résulte peuvent servir beaucoup.

11° *L'insertion du canal déférent, plus près d'une extrémité* (*Fig.* VI, P) *que de l'autre* (H), *indique que l'extrémité dont il se rapproche le plus* (P) *doit être la queue de l'épididyme.* Ce signe est loin d'être général et infaillible; dans l'épididymite, en effet, le canal déférent et la tête sont presque juxtaposés; mais sur un testicule sain, il peut avoir quelque valeur.

12° *Le canal déférent engorgé, se continuant en ligne droite avec le bord antérieur de la tumeur scrotale et non avec le postérieur, indique qu'il y a inversion.* Ce signe n'est pas très-facile à saisir; il faut avoir touché beaucoup d'orchites pour l'apprécier. Je suppose l'épididyme et le testicule formant une tumeur unique, sans que le toucher puisse établir la moindre ligne de démarcation entre eux; je suppose aussi le canal déférent et les vaisseaux sanguins du cordon formant un seul faisceau induré, et se confondant avec la tumeur précédente, comment poser le diagnostic? Si le faisceau, qui représente le canal déférent et les vaisseaux, s'implante sur la tumeur testiculaire plus près de son bord antérieur que du bord postérieur, c'est qu'il y a inversion Le contraire indiquera que l'épididyme est à sa place normale (*Fig.* V). J'ajoute cependant que, si on n'avait que ce seul signe pour trancher la question, on pourrait être fort embarrassé, car il est quelquefois peu appréciable.

Tous les caractères que je viens de passer en revue ne se rencontrent pas sur le même sujet; mais il y en a toujours assez pour déterminer la position de l'épididyme, et dans toutes les affections du testicule (orchite, hydrocèle, testicule vénérien) qui se sont présentées à nous depuis le commencement de nos recherches, nous avons pu poser le diagnostic.

Quant au diagnostic des différentes inversions entre elles, il ressort de tout ce que j'ai dit. Je ne pense pas devoir y revenir.

La seule inversion qui, pratiquement parlant, est utile à connaître, c'est l'antérieure; elle nous intéresse à deux points de vue : d'abord parce que c'est la plus fréquente de toutes, et ensuite celle qui doit amener le plus d'accidents ; car, c'est presque toujours en avant que l'on porte le bistouri quand on opère sur les bourses.

J'avais primitivement le dessein de faire le diagnostic de l'inversion dans toutes les tumeurs des bourses, mais des circonstances particulières me forcent à restreindre mon travail et à ajourner cette partie intéressante.

Je me bornerai à dire qu'au point de vue du diagnostic de l'inversion, toutes ces tumeurs peuvent se diviser en deux grandes catégories, suivant qu'elles atteignent seulement la glande ou simplement le cordon.

Quand la glande et l'épididyme seront malades, et que leur exploration ne vous éclairera pas sur leur situation respective, le cordon vous renseignera ; quatre-vingt-dix-neuf fois sur cent il vous répondra juste. Il n'y a que dans les cas, rares je le répète, d'inversion en anse où il pourrait vous tromper.

Si toute la lésion siége dans le cordon spermatique, dont tous les éléments soient impossibles à distinguer, et si le testicule est sain, c'est à ce dernier que vous vous adresserez, en vous appuyant sur les signes que j'ai donnés.

Mais il y a des cas où glande et cordon sont pris. Tous les signes que j'ai énumérés, interrogés les uns après les autres, n'ont fourni aucun renseignement utile ; que faire? Généralement, dans ces circonstances, la lésion est trop grave ou trop avancée pour qu'on puisse espérer conserver la glande séminale; il n'y aura donc qu'un intérêt médiocre à déterminer sa situation; mais comme il existe des observations de faits semblables, avec intégrité parfaite du testicule, on devra, en incisant le scrotum, le faire toujours avec la plus grande prudence.

EXPLICATION DES FIGURES

Fig. I. — Scrotum normal représenté par sa face antérieure. — A. A. Replis cutanés latéraux. — B. Repli médian, sur lequel est le raphé. — C. C. Gouttières latérales. — D. Replis curvilignes existant seulement sur la deuxième partie du scrotum. — 1° Première partie du scrotum; — 2° deuxième partie du scrotum.

Fig. II. — Scrotum normal vu par sa face postérieure. — A. Crête saillante répondant au raphé et se divisant quelquefois en bas en deux replis (B. B.) qui se perdent sur chaque éminence testiculaire. — C. C. Surfaces légèrement concaves situées de chaque côté du raphé.

Fig. III. — Profil d'un scrotum normal (côté droit). — A. Partie concave du bord antérieur répondant à la première partie du scrotum (1°). — B. Partie convexe du bord antérieur répondant au testicule, c'est-à-dire à la deuxième partie du scrotum (2°). — C. Bord postérieur.— D. Plis curvilignes de la face antérieure venant mourir sur la face externe.

Fig. IV. — Face antérieure d'un scrotum avec inversion antérieure à droite. — A. Repli cutané latéral du côté inversé descendant presque jusqu'à la base du scrotum. — B. Gouttière du même côté. On voit qu'elle est plus longue que du côté sain. — C. Repli latéral du côté normal. — D. Gouttière correspondante. — E. Repli médian ou raphé.

Fig. V. — Cette figure représente un testicule affecté d'orchite intense; tout est confondu : testicule, épididyme et cordon. — A. Cordon spermatique dans lequel vaisseaux sanguins et canal déférent forment une seule masse. — B. Bord postérieur de la tumeur testiculaire se continuant presque en ligne droite avec la masse formée par le cordon. — C. Bord antérieur de la tumeur ne se continuant pas en ligne droite avec le cordon. — D. Ligne ponctuée indiquant où devrait être la séparation de l'épididyme et du testicule.

Fig. VI. — Profil d'un testicule normal (côté droit); les enveloppes sont incisées pour faire voir la disposition de l'épididyme.— A. Bord antérieur représenté par une coupe des téguments.—B. Canal déférent, situé en arrière des vaisseaux sanguins et très-éloigné du bord antérieur.—C. Paquet formé par les vaisseaux sanguins. — D. Artère spermatique, située dans la partie la plus postérieure du paquet sanguin.— E. Bord postérieur, représenté par une coupe des téguments.—G. Point de jonction du canal déférent et de la queue de l'épididyme. On voit qu'en arrière ils se continuent presque en ligne droite. — H. Tête de l'épididyme. — M. Appendice frangé. — O. Angle ouvert en haut et en avant et formé par le canal déférent et l'épididyme. — P. Queue de l'épididyme.

Fig. VII.—Profil d'un testicule inversé (côté droit). Les mêmes lettres indiquent les mêmes choses que dans la figure précédente. — A. Bord antérieur; il est presque droit et n'est pas soulevé par le testicule comme dans la figure précédente. — B. Canal déférent immédiatement sous-cutané. — C. Paquet sanguin. — D. Artère spermatique, située dans la partie la plus antérieure de ce paquet. — E. Bord postérieur. — H. Tête de l'épididyme. — M. Appendice frangé. — O. Angle ouvert en haut et en arrière et formé par le canal déférent et l'épididyme. — P. Queue de l'épididyme.

Fig. VIII. — Disposition assez curieuse du scrotum pendant un effort. — A. A. Les deux extrémités inférieures du testicule déjetées complétement en dehors, de manière à être presque au même niveau que les supérieures. — B. Angle très obtus regardant en bas, formé par les deux testicules ainsi déviés. — C. Scrotum flasque pendant au-dessous d'eux.

Fig. IX. — Disposition que j'ai rencontrée à Clamart, et que M. Godard a aussi représentée. — A. Tête de l'épididyme. — B. Queue. — C. Face antérieure du testicule. — D. Face postérieure et corps de l'épididyme. — E. Canal déférent.

Fig. X. — Figure représentant les deux replis latéraux venant former une anse autour de la verge — A. A. Replis latéraux. — B. Anse formée par eux. — C. Naissance du pénis.

Fig. XI. — Disposition d'un scrotum renfermant à droite une inversion latérale.— A. Extrémité supérieure du testicule inversé repoussant en haut le scrotum de manière à faire saillie. — B. Direction du grand axe du testicule. — C. Testicule sain.

Fig. XII. — Inversion horizontale. — A. Tête de l'épididyme. — B. Queue. — C. Bord antérieur du scrotum représenté par une coupe des téguments. — D. Canal déférent, placé au-devant des vaisseaux sanguins et très-éloigné du bord antérieur. — E. Angle ouvert en arrière et formé par le canal déférent et l'épididyme. — F. Appendice frangé.

Fig. XIII. — Inversion en anse. — A. Corps de l'épididyme regardant en avant. — B. Tête. — C. Queue. — D. Appendice frangé. — E. Canal déférent situé en arrière des vaisseaux. — G. Vaisseaux sanguins.

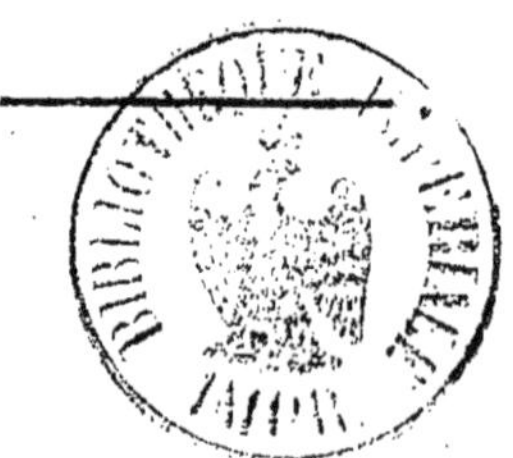

TABLE DES MATIÈRES

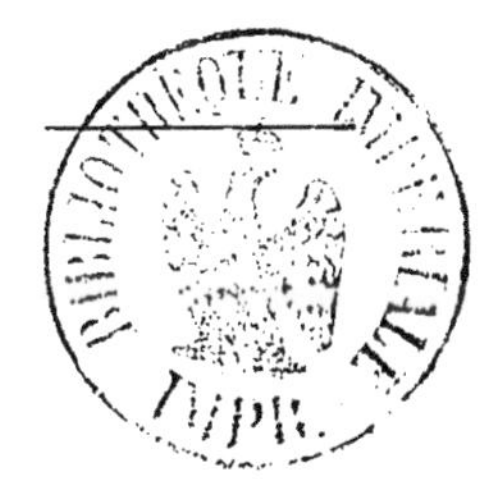

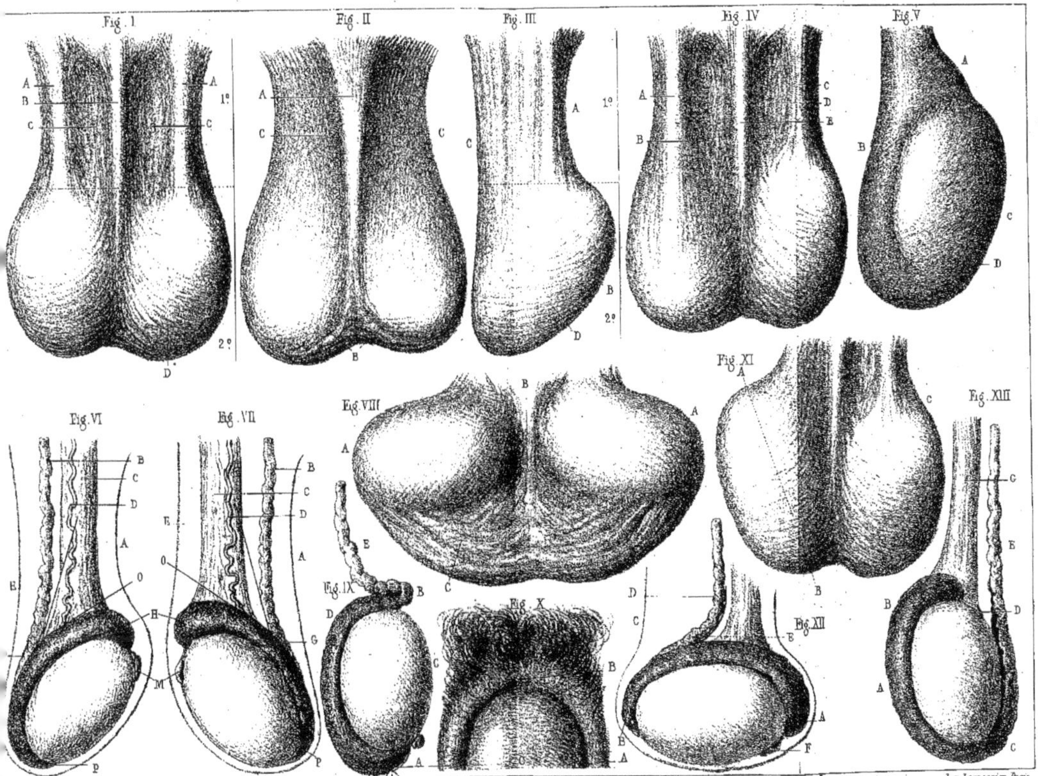

Fig. I Fig. II Fig. III Fig. IV Fig. V

Fig. VI Fig. VII Fig. VIII Fig. IX Fig. X Fig. XI Fig. XII Fig. XIII

...veillé lith. d'après M. Royet.

Imp. Lemercier, Paris.

www.ingramcontent.com/pod-product-compliance
Ingram Content Group UK Ltd.
Pitfield, Milton Keynes, MK11 3LW, UK
UKHW020419230726
13925UKWH00004B/1522